新农村卫生实用丛书

食品安全实用手册

周　渊◎主编

民以食为天，食以安为先。

苏州大学出版社
Soochow University Press

图书在版编目(CIP)数据

食品安全实用手册/周渊主编．—苏州:苏州大学出版社,2010.8(2012.10重印)
(新农村卫生实用丛书/孙俊,王忠灿主编)
ISBN 978-7-81137-521-3

Ⅰ.①食… Ⅱ.①周… Ⅲ.①食品卫生—手册 Ⅳ.①R155-62

中国版本图书馆CIP数据核字(2010)第149766号

书　　名　食品安全实用手册
主　　编　周　渊
责任编辑　倪浩文
出版发行　苏州大学出版社
　　　　　(地址：苏州市十梓街1号　邮编:215006)
印　　刷　常州市武进第三印刷有限公司
开　　本　850 mm×1 168 mm　1/32
印　　张　4.625
字　　数　97千
版　　次　2010年8月第1版
　　　　　2012年10月第14次印刷
书　　号　ISBN 978-7-81137-521-3
定　　价　9.00元

苏州大学版图书若有印装错误,本社负责调换
苏州大学出版社营销部　电话：0512-65225020
苏州大学出版社网址　http://www.sudapress.com

前 言

建设社会主义新农村是时代赋予我们的使命，而改善农村医疗卫生条件，则是社会主义新农村建设重中之重的任务。农民因病致贫、因病返贫，是目前我国经济发达或欠发达地区严重的共性问题。据有关方面统计分析，农村贫困户中因病致贫、返贫的比例，在经济发展水平较低的地区为20%以上，在经济发展水平较高的地区则达50%以上。农村医疗卫生相对落后的现实问题已经引起党中央的高度关注。早在2002年，中共中央、国务院就在《关于进一步加强农村卫生工作的决定》中明确指出："各级政府要积极组织引导农民建立以大病统筹为主的新型农村合作医疗制度"，"到2010年，新型农村合作医疗制度要基本覆盖农村居民"。2009年全国卫生工作会议上通过的修改后的医改意见以及医改五项重点改革的实施方案中，也将建设新农村医疗卫生体系提到了一个重要高度来认识。坚持以农村为重点的卫生工作方针，深化农村卫生体制改革,加大对农村卫生事业的投入,发挥市场机制作用,加强宏观调控,优化卫生资源配置,不断满足农村居民医疗卫生服务需求,整体提高农村居民健康水平和生活质量,这就是我们面临的时代重任。

重视农村医疗卫生工作应该着重关注两个方面:一个是完善农村医疗卫生体系的建设,另一个是提高群众个体的自我医疗知识与自我健康管理意识。无论是前者还是后者,都涉及一个医疗卫生健康知识的普及教育问题,而要开展好医疗卫生健康知识的普及教育,出版一套适合阅读的农村医疗卫生知识丛书就不能不被认为是一个绝好的选择,这就是我们这套“新农村卫生实用丛书”的编写与出版主旨。

人类为什么会生病?从中医学的观点看主要的原因应该是人们违背了“天人合一”、“道法自然”的客观规律。应该说人们的许多疾病就是因为人们的无知、无为、无奈、无能等原因造成的。人们一些不良的生活习惯是人们产生疾病的一个十分主要的原因。如果我们能够重视农村人民群众的健康卫生教育,重视健康咨询(包括导医)和健康管理,人们的身体健康将会得到基本的保障,社会的医疗卫生成本将有很大的降低,全民的卫生文化素质将会有极大的提高。这是比有了疾病再进行治疗还要重要的大事情,并且是世界上许多发达国家已经有所成就的事实。但是目前我们的群众自我医疗健康活动和为该活动的服务工作还没有系统地开展起来。自我医疗健康服务体系也应该是我国医疗卫生工作的一件大事情，应该引起我们各级领导工作者的高度重视。

"新农村卫生实用丛书"就是围绕上述这些主题展开的，作者把最新的实用知识呈现在读者面前，引导读者熟悉了解自身所处的卫生环境和医疗健康需要掌握的日常知识，认识那些严重危害人民群众健康的传染病、地方病、职业病和寄生虫病等重大疾病的预防方法，提高处理农村重大疫情和公共卫生突发事件的能力。本丛书也适合基层卫生人员开展技能培训与业务指导使用，适合乡镇卫生院在开展预防保健、基本医疗、健康教育等综合性服务时参照使用。

本丛书是专门针对农村医疗卫生保健工作编写的，充分考虑了目前农村医疗卫生工作的现状与读者的阅读需求，着重从开展农村医疗卫生工作的实际需要出发，既适合在乡村中从事基层医疗卫生保健工作的专业人员和经常下乡或常年在乡村工作的各类行政管理工作人员阅读，也适合乡村中非医学专业的初中以上文化程度的普通人群阅读。丛书的编者均为多年从事基层与农村医疗卫生工作的专家，这也使得本丛书有较强的实用性和可读性。

目 录

第一章　营养基础知识

第一节　营养素及其生理功能

营养是指人体摄取、消化吸收和利用食物中营养物质以满足机体生理需要的生物学过程。

营养素是指食物中可给人体提供能量、机体构成成分和帮助组织修复以及生理调节的化学成分。凡是能维持人体健康以及提供生长、发育和劳动所需要的各种物质均称为营养素。营养素可分为两大类:即三大营养素和微量营养素。三大营养素包括糖类、脂肪、蛋白质,它们是构成机体组织和提供能量所必需的物质。微量营养素包括维生素、无机盐。另外,有的将水和膳食纤维也归入营养素,它们的主要作用是维持、调节细胞功能。

一、糖类

糖类是自然界中广泛分布的一类重要的有机化合物。日常食用的蔗糖、粮食中的淀粉、植物体中的纤维素、人体血液中的葡萄糖等均属糖类。糖类在生命活动过程中起着重要的作用，是一切生命体维持生命活动所需能量的主要来源。糖类可分为单糖、双糖和多糖。

1. 单糖

单糖是唯一能够被机体直接利用的糖，用来作为机体的能源。所有其他的糖类必须转变为单糖才能被机体利用。单糖存在于水果、蜂蜜、乳类、各种糖制品等食物中。

2. 双糖

双糖包括乳糖、麦芽糖和蔗糖，分别存在于奶、麦芽、甘蔗等食物中。其中的蔗糖是应用最广泛的糖，它由一分子葡萄糖和一分子果糖组成。

3. 多糖

多糖是由数量众多的同种单糖或异种单糖，以直链或支链形式缩合而成的，主要以淀粉、食物纤维和糖原等形式存在。淀粉可快速供给机体能量。食物纤维既不能供给能量又不能提供营养素，但它是健康膳食不可少的。近年来越来越多的研究表明，食物纤维可以降低直肠癌的发生危险，也被认为具有减少冠心病、乳腺癌和糖尿病发病的作用。

二、脂类

由脂肪酸和醇作用生成的酯及其衍生物统称为脂类，这是一类一般不溶于水而溶于脂溶性溶剂的化合物。脂类是人体的重要组成成分。我国成年男子平均体脂含量为10%～15%，女性为18%～25%。

（一）脂类的分类

脂类分为两大类，即油脂和类脂。

1. 油脂

即甘油三酯或称之为三酰甘油，是油和脂肪的统称。一般把常温下是液体的称为油，而把常温下是固体的称为脂肪。它是由1分子甘油与3分子脂肪酸通过酯键相结合而成。油脂分布十分广泛，各种植物的种子、动物的组织和器官中都存在一定数量的油脂，特别是油料作物的种子和动物皮下的脂肪组织，油脂含量丰富。人体中的脂肪约占体重的10%～20%。人体内脂肪酸种类很多，生成甘油三酯时可有不同的排列组合，因此，甘油三酯具有多种形式。贮存能量和供给能量是脂肪最重要的生理功能。1 g脂肪在体内完全氧化时可释放出38 kJ(9.3 kcal)的能量，比1 g糖原或蛋白质所放出的能量多两倍以上。脂肪组织是体内专门用于贮存脂肪的组织，当机体需要时，脂肪组织中贮存的脂肪可动员出来分解供给机体能量。此外，脂肪组织还可起到保持体温、保护内脏器官的作用。

2. 类脂

包括磷脂、糖脂和胆固醇、酯三大类。磷脂是含有磷酸的脂类，包括由甘油构成的甘油磷脂和由鞘氨醇构成的鞘磷脂。糖脂是含有糖基的脂类。这三大类类脂是生物膜的主要组成成分，能构成疏水性的“屏障”，分隔细胞水溶性成分和细胞质，维持细胞正常结构与功能。此外，胆固醇还是脂肪酸盐和维生素D_3以及类固醇激素合成的原料，对于调节机体脂类物质的吸收，尤其是脂溶性维生素(A、D、E、K)的吸收以及钙、磷代谢等均起着重要作用。

（二）脂类的来源和人体每日供给量

1. 脂类的来源

（1）动物性来源　猪油、牛油、羊油、鱼油、奶油、蛋黄油和禽类油等。

（2）植物性来源　花生油、大豆油、芝麻油、棉籽油、向日葵油、油菜籽油、核桃油、松子油等。

膳食中的脂肪以植物油最好，因植物油中含不饱和脂肪酸高，可降低动脉硬化的发病率，但是也不能过多地摄入，因为不饱和脂肪酸过多可形成过氧化脂质而消耗体内抗氧化物质。

2. 人体每日脂类的供给量

对于脂类供给量，个体有很大差异，其需要量与年龄、性别有关，一般成人在每日的膳食中脂类可占全日总热能的15% ~20%，即每日摄取50 g就可满足需要。脂肪供给的热量控制在全日总热能的20% ~30%为宜。

三、蛋白质

蛋白质是生命的物质基础，没有蛋白质就没有生命。因此，它是与生命及各种形式的生命活动紧密联系在一起的物质。机体中的每一个细胞和所有重要组成部分都有蛋白质参与。成人体内蛋白质约占15% ~18%。人体内蛋白质的种类很多，性质、功能各异，但都是由20多种氨基酸按不同比例组合而成的，并在体内不断地进行代谢与更新。被摄入的蛋白质在体内经过消化分解成氨基酸，吸收后在体内主要用于重新按一定比例组合成人体蛋白质，同时新的蛋白质又在不断地代谢与分解，时刻处于动态平衡中。因此，食物中蛋白质的质和量、各种氨基酸的比例，关系到人体蛋白质合成的质和量，尤其是青少年的生长发育、孕产妇的优生优育、老年人的健康长寿，都与膳食中蛋白质的质和量有着密切的关系。

含蛋白质丰富的食物包括：牲畜的奶，如牛奶、羊奶、马奶等；畜肉，如牛肉、羊肉、猪肉、狗肉等；禽肉，如鸡肉、鸭肉、鹅肉、鹌鹑肉、鸵鸟肉等；蛋类，如鸡蛋、鸭蛋、鹌鹑蛋等；水产，如鱼、虾、蟹等；还有大豆类，包括黄豆、大青豆和黑豆等，其中以黄豆的营养价值最高，它是婴幼儿食品中优质的蛋白质来源；此外，像芝麻、瓜子、核桃、杏仁、松子等干果类的蛋白质的含量均较高。

动物性食品含蛋白质数量多，质量好，其氨基酸模式与人体接近，被称为优质蛋白。

植物性食品含有的植物性蛋白往往缺少人体必需的氨基酸如赖氨酸等，所以营养价值相对较低，可以将两种或两种以上的食物混合食用，使其含有的氨基酸种类含量互相补充，达到以多补少的互补作用。

成年人每日蛋白质摄入量为70～90g，在总热量中，蛋白质产生的热量应占10%～12%。

四、微量营养素

（一）维生素

维生素是维持人体生命活动必需的一类有机物质，也是保持人体健康的重要活性物质。维生素在体内的含量很少，但在人体生长、代谢、发育过程中却发挥着重要的作用。如果长期缺乏某种维生素，就会引起生理机能障碍而发生某种疾病。一般由食物中取得。现在发现的有几十种，如维生素A、维生素B、维生素C等。

维生素可分为脂溶性和水溶性两类，维生素A、D、E、K等属于脂溶性维生素，维生素B族及维生素C等属于水溶性维生素。

维生素的作用：

维生素A：维持正常视力，预防夜盲症；维持上皮细胞组织健康；促进生长发育；增加对传染病的抵抗力；预防和治疗干眼病。

维生素D：调节人体内钙和磷的代谢，促进吸收利用，促进骨骼成长。

维生素E：维持正常的生殖能力和肌肉正常代谢，维持中枢神经和血管系统的完整。

维生素K：止血。它不但是凝血酶原的主要成分，而且还能促使肝脏制造凝血酶原。

维生素B_1：保持循环、消化、神经和肌肉正常功能；调整胃肠道的功能；构成脱羧酶的辅酶，参加糖的代谢；能预防脚气病。

维生素B_2：又叫核黄素，是体内许多重要辅酶类的组成成分，这些酶能在体内物质代谢过程中传递氢，它还是蛋白质、糖、脂肪酸代谢和能量利用与组成所必需的物质。能促进生长发育，保护眼睛、皮肤的健康。

维生素C：又称为抗坏血酸。能连接骨骼、牙齿、结缔组织结构；对毛细血管壁的各个细胞间有黏合功能；增加抗体，增强抵抗力；促进红细胞成熟。

（二）无机盐

无机盐即无机化合物中的盐类，俗称矿物质，在生物细胞内一般只占鲜重的1% ~1.5%，目前人体已经发现20余种，其中大量元素有钙、磷、钾、硫、钠、氯、镁，微量元素有铁、锌、硒、铬、钴、碘等。虽然无机盐在人体中的含量很少，但是作用非常大，如果注意饮食多样化，少吃动物脂肪，多吃糙米、玉米等粗粮，不过多食用精制面粉，就能使体内的无机盐维持正常应有的水平。

各种无机盐的主要来源及缺乏时的主要表现：

1. 钠

钠是食盐的主要成分。我国营养学会推荐18岁以上成年人钠的每天适宜摄入量为2.2 g，老年人应淡食。钠普遍存在于各种食物中，人体钠的主要来源为食盐、酱油、腌制食品、熏制食品、咸味食品等。

2. 钙

钙是骨骼、牙齿的重要组成部分。缺钙可导致骨软化病、骨质疏松症等，也可导致抽搐症状。我国营养学会推荐18~50岁成年人的钙每天适宜摄入量为800 mg，50岁以后的中老年人为1 000 mg。常见含钙丰富的食物有牛奶、酸奶、燕麦片、海参、虾皮、小麦、大豆粉、豆制品、金针菜等。

3. 镁

镁是维持骨细胞结构和功能所必需的元素。缺镁可导致神经紧张、情绪不稳、肌肉震颤等。我国营养学会推荐18

岁以上成年人镁的每天适宜摄入量为350 mg。常见含镁丰富的食物是新鲜绿叶蔬菜、坚果、粗粮等(镁离子也是叶绿素分子必需的成分)。

4. 磷

磷是构成骨骼及牙齿的重要组成部分。严重缺磷可导致厌食、贫血等。我国营养学会推荐18岁以上成年人磷的每天适宜摄入量为700 mg。常见含磷的食物是瘦肉、蛋、奶、动物内脏、海带、花生、坚果、粗粮等。

5. 铁

铁是人体内含量最多的微量元素,铁与人体的生命及其健康有密切的关系。缺铁会导致缺铁性贫血、免疫力下降。我国营养学会推荐50岁以上男性或女性铁的每天适宜摄入量为715 mg。常见含铁丰富的食物是动物的肝脏、肾脏、鱼子酱、瘦肉、马铃薯、麦麸等。

6. 碘

碘是甲状腺激素的组成部分。缺碘会导致呆小症、儿童及成人甲状腺肿、甲状腺功能亢进等。我国营养学会推荐18岁以上成年人碘的每天适宜摄入量为150mg。常见含碘丰富的食物是海产品,如海带、紫菜、干贝、海参等。沿海地区居民常吃海产品及内陆地区居民食用碘盐是保证碘代谢平衡最经济方便和有效的方法。

7. 锌

锌具有促进生长发育的作用。儿童缺锌可导致生长发育不良;孕妇缺锌可导致婴儿脑发育不良、智力低下,即使出生后补锌也无济于事。我国营养学会推荐成年男性每天锌的适宜摄入量为15.5 mg，成年女性每天锌的适宜摄入量为11.5mg。常见含锌丰富的食物是动物肝脏、肉类、蛋类、牡蛎等。

五、纤维素

纤维素是由葡萄糖组成的大分子多糖，不溶于水及一般有机溶剂，是植物细胞壁的主要成分。纤维素是自然界中分布最广、含量最多的一种多糖，占植物界碳含量的50%以上。

人类膳食中的纤维素主要含于蔬菜和粗加工的谷类中，虽然不能被消化吸收，但有促进肠道蠕动，利于粪便排出等功能。食草动物则依赖其消化道中的共生微生物将纤维素分解，从而得以吸收利用。食物纤维素包括粗纤维、半粗纤维和木质素。食物纤维素是一种不被消化吸收的物质，过去认为是“废物”，现在认为它在保障人类健康，延长生命方面有着重要作用。因此，称它为第七种营养素。

纤维素的主要生理作用是吸附大量水分，增加粪便量，促进肠蠕动，加快粪便的排泄，使致癌物质在肠道内的停留时间缩短，对肠道的不良刺激减少，从而可以预防肠癌发生。还可以预防冠心病、糖尿病、肥胖，防治痔疮等。

六、水

水是生命的源泉。人对水的需要仅次于氧气。人如果不摄入某一种维生素或矿物质，也许还能继续活几周或带病活上若干年，但人如果没有水，却只能活几天。

人体细胞的主要成分是水，水占成人体重的60% ~

70%，占儿童体重的80%以上。

水是细胞和体液的重要成分，水能维持体内正常生理功能，水在体温调节上有一定的作用，水还是体腔、关节和肌肉的润滑剂。

每日人体所吸收的水分和排出的水分几乎相等，称之为“水平衡”。

第二节　各类食品的营养价值

一、谷类

谷类食品包括小麦、稻米、玉米、小米、高粱和薯类等。其中以稻米和小麦为主，我国居民膳食中有50%～70%的能量、55%的蛋白质、一些无机盐以及维生素B族主要来源于谷类食品。谷类中蛋白质含量约为7.5%～15%，脂肪含量为1%～2%，小米和玉米可达4%，碳水化合物含量为70%～80%，无机盐约为1.5%～3%，富含B族维生素及烟酸。但谷类蛋白质中氨基酸组成不平衡，赖氨酸、苏氨酸、色氨酸、蛋氨酸和苯丙氨酸含量少。粗粮谷类食品混合食用可以提高蛋白质的生物学价值。

二、豆类及豆制品

豆类的品种很多，主要有大豆、蚕豆、绿豆、豌豆、赤豆等。根据豆类含营养素种类和数量可将它们分为两大类:一类为以大豆为代表的高蛋白质、高脂肪豆类;另一种豆类则以碳水化合物含量高为特征,如绿豆、赤豆等。

大豆含有35% ~ 40%的蛋白质,是天然食物中含蛋白质最高的食品。大豆蛋白是优质蛋白,且富含谷类蛋白较为缺乏的赖氨酸,是谷类蛋白质互补的天然理想食品。

大豆富含植物蛋白,可以增强体质和机体的抗病能力,还有降血压和减肥的功效,并能补充人体所需要的热量,可以治疗便秘,极适宜老年人食用。

1. 增强机体免疫功能

大豆含有丰富的蛋白质,含有多种人体必需的氨基酸,可以提高人体免疫力。

2. 防止血管硬化

黄豆中的卵磷脂可除掉附在血管壁上的胆固醇,防止血管硬化,预防心血管疾病,保护心脏。大豆中的卵磷脂还具有防止肝脏内积存过多脂肪的作用,从而有效地防治因肥胖而引起的脂肪肝。

3. 通导大便

大豆中含有的可溶性纤维,既可通便,又能降低人体中胆固醇含量。

4. 降糖、降脂

大豆中含有一种抑制胰酶的物质,对糖尿病有治疗作用。大豆所含的皂甙有明显的降血脂作用,同时可抑制体重增加。

5. 女性保健功能

大豆异黄酮是一种结构与雌激素相似,具有雌激素活性的植物性雌激素，能够减轻女性更年期综合征症状，延迟女性细胞衰老，使皮肤保持弹性，减少骨丢失，促进骨生成，还能降血脂等。

虽然大豆的营养丰富，但婴儿不能只喝豆浆，因为它并不含有人体需要的所有蛋白质，也没有钙。

常见的豆制品分为非发酵豆制品和发酵豆制品两种。非发酵豆制品有豆腐、豆浆和腐竹等。发酵豆制品有腐乳、臭豆腐等。

三、蔬菜、水果类

蔬菜、水果是人类膳食中的重要食品，特别是蔬菜，在膳食中占的比例更大。

蔬菜的种类繁多，根据所食用的植物部分而分类，大致可分为：叶菜类，花、芽及茎类，种子及豆荚类，瓜果类，根茎、球茎及块茎类，菌藻类，坚果及干豆类。

大部分的绿色叶菜含有极丰富的β-胡萝卜素、维生素C、钙质、膳食纤维及叶酸。菠菜及西洋菜更含有丰富的铁质。瓜果类蔬菜含有大量的水分，因此热量相对较低。部分的瓜果类蔬菜含有丰富的维生素C及β-胡萝卜素。种子及豆荚类含有大量的蛋白质、碳水化合物、B族维生素、钙质、膳食纤维。坚果及干豆类含有丰富的蛋白质，也含有颇多脂肪、碳水化合物及B族维生素（核糖黄素除外）。菌藻类蔬菜含有丰富的膳食纤维、矿物质及抗氧化剂。菇类蔬菜含有颇多的蛋白质及B族维生素、铜及其他矿物质。海带、紫菜、发菜及云耳含有大量的钙质。

蔬菜、水果中含有大量的纤维素和果胶。纤维素和果胶虽然不被人体吸收，但能促进胃肠蠕动和消化液的分泌，还有助于加速毒物的代谢过程，并能防止和减少胆固醇的吸收，有助于预防动脉粥样硬化的发生，对预防肠癌的发生也有一定的作用。

四、奶类

奶类是指鲜奶以及所有以奶为主要原料制成的产品的总称，包括原料奶、巴氏消毒奶、超高温灭菌奶（简称 UHA 奶）、酸奶、奶粉、炼乳、黄油、冰激凌、雪糕、干酪等产品。奶类是营养丰富的食品，它含有人体所必需的一切营养成分。奶类蛋白质的生理价值仅次于蛋类，也是一种优质蛋白，其中赖氨酸和蛋氨酸含量较高，能补充谷类蛋白质氨基酸组成的不足，提高其营养价值。奶类中胆固醇含量不多，还有降低血清胆固醇的作用。血脂过高或患冠心病的人吃牛奶时，不必过分担心。饮用牛奶或羊奶，不但不会增高血胆固醇的水平，反而还有降低作用。奶类还有一个特点，即其含有的营养素均溶解和分散在水溶液中，呈均匀的乳胶状液体，因此容易被人体消化吸收，营养价值高，这对婴幼儿和患消化道疾病的患者，尤为适合。

五、肉类食品

肉类食品包括畜肉和禽肉。肉类是我们正常生活中食用较多的一种食品，为我们提供了各种各样的营养素。肉类是蛋白质、脂肪、维生素 B_1、维生素 B_2、尼克酸和铁的重要来源。

肉类食品人体吸收率高，饱腹作用强，味道鲜美，食用价值很高。肉类食品的蛋白质含量为10% ~20%，其中人体必需的氨基酸含量及利用率与全鸡蛋较为接近，肉类脂肪的组成因动物种别、部位的不同，含量为10% ~30%，畜肉脂肪组成以饱和脂肪酸为主。肌肉中糖原的正常含量大约为动物体内总量的5%。肝脏中含有丰富的维生素A、B_1、B_2，比肌肉中含量高数倍。

禽肉所含的营养成分与畜肉接近。禽肉的结缔组织和脂肪均匀相间分布，所以味道鲜美而嫩滑，并且易于消化。禽肉脂肪含有较多的亚油酸，熔点低，易于消化吸收。禽类内脏含有丰富的维生素A，禽肉含维生素B_1和B_2也很丰富。幼禽肉内可溶性蛋白质含量比老禽肉低，所以幼禽肉汤不如老禽肉汤鲜美。

六、水产食品

鱼肉中蛋白质一般占15% ~20%，其氨基酸与禽肉相接近，有较多的蛋氨酸、苏氨酸和赖氨酸。鱼肉味道鲜美，不论是食肉还是做汤，都清鲜可口，引人食欲，是人们日常饮食中比较喜爱的食物。鱼的种类繁多，大体上分为海水鱼和淡水鱼两大类，其所含的营养成分大致是相同的。鱼肉含人体所需要的营养素极为丰富，而且易于消化吸收。鱼肉中的蛋白质含量高，结缔组织较少，含水分较多（约70% ~80%），鱼肉中还含有各种强力酶，这也是鱼肉容易消化吸收的重要原因之一。鱼肉中脂肪含量较少，而且多由不饱和脂肪酸组成，人体吸收率可达95%，具有降低胆固醇、预防心脑血管疾病的作用。鱼肉中还含有丰富的矿物质，如铁、磷、钙等，鱼肉还是人们摄取碘的主要来源之一。此外，鱼肉中还含有人体所需要的锰、钴等微量元素。

七、食用油脂

食用油脂依其来源分为动物脂肪和植物油，前者包括动物体脂、乳脂和鱼类脂肪，后者有豆油、菜油、花生油、芝麻油、玉米油、棉籽油、亚麻油等。油脂的主要成分是由脂肪酸和甘油构成的甘油三酯，此外还有极少量的其他成分。

食用油脂主要含有脂肪，动物脂肪中还含有动物固醇，植物油含有少量的植物固醇。豆油、麻油等还含有胡萝卜素、维生素E。豆油中所含的磷脂比其他油要多，菜油还含有生育酚，奶油还含有维生素A和维生素D。

食用油脂是高热能的食品，每100 g能产热3 765.6 kJ。同时还供给人体必需脂肪酸和各种脂溶性维生素。

食用油脂的作用：供给热量，增加菜肴的香味，延长饱腹感的时间。

八、蛋类食品

蛋类是营养价值很高的食品，各种禽蛋的营养成分大致相同。人们经常食用的蛋类食品有鸡蛋、鸭蛋、鹅蛋、鸽蛋和鹌鹑蛋。蛋类食品中蛋白质所含氨基酸组成比例非常适合人体吸收，利用率高达99.6%，是天然食物中最理想的优质蛋白质。蛋类脂肪主要集中在蛋黄内，蛋清中几乎没有。蛋黄中的钙、磷、铁等无机盐含量极高。蛋类还含有丰富的维生素 A、D、B_1、B_2。用鲜蛋加工制作成的皮蛋、咸蛋、糟蛋等蛋类制品,也是人们日常生活中的常见食物。

九、调味品

调味品在膳食中所占比例很少,但在调配膳食,改善和增强食品的感官性状,促进食欲,提高食物的消化吸收率上起着重要的作用。我国常用的调味品有油、盐、酱、醋、味精、糖等。

食盐即氯化钠,它是维持人们生理机能不可缺少的物质成分。正常人体内,大约需要保持 100g 的钠。人体通过出汗、排尿排出一部分钠,因此必须每天补入一部分钠,否则人体含钠量就会下降,从而引起失水、晕厥、虚脱等一系列症状。食盐是构成胃液的基本物质,胃液能分解食物中的蛋白质并使其变性,易于人体吸收,还能起到抑杀食品中有害细菌的作用。世界卫生组织建议每人每天食盐用量不超过6 g 为宜。

食糖是用甘蔗或甜菜制成的纯碳水化合物,在烹调上用来佐味。食糖有白糖和红糖之分。白糖是由红糖精炼得来的,但红糖的营养价值却比白糖高。每 100 g 红糖中含钙 90 mg,含铁 4 mg,均为白糖的 3 倍。此外,红糖还含有维生素 A、B_1、B_2 及锰、锌、铬等矿物质,具有补血、散淤、缓肝、去寒等效能,特别适合产妇、儿童及贫血者食用。吃糖可以给人体提供一部分热能,但多食则无益。

有人认为,酱油除了盐和水外,几乎没有什么营养,这种认识是片面的。实际上，优质酱油不但是调味品，而且是对人体有益的营养品。因为优质酱油一般是由豆饼加曲霉发酵精制而成的，豆类中的蛋白质经发酵、水解后形成多种氨基酸。

味精是由蛋白质水解或淀粉发酵而生成的谷氨酸进行中和而得，能溶于水，味道鲜美，特别是在弱酸性的环境下，具有强烈的肉鲜味。

第三节　中国居民的膳食指南及平衡膳食宝塔

一、食物多样、谷类为主

人类的食物是多种多样的。各种食物所含的营养成分不完全相同。除母乳外，任何一种天然食物都不能提供人体所需的全部营养素。平衡膳食必须由多种食物组成，才能满足人体各种营养需要，达到合理营养、促进健康的目的，因而要提倡人们广泛食用多种食物。

多种食物应包括以下五大类：

第一类为谷类及薯类：谷类包括米、面、杂粮等，薯类包括马铃薯、甘薯、木薯等，主要提供碳水化物、蛋白质、膳食纤维及 B 族维生素。

第二类为动物性食物：包括肉、禽、鱼、奶、蛋等，主要提供蛋白质、脂肪、矿物质、维生素 A 和 B 族维生素。

第三类为豆类及其制品：包括大豆及其他干豆类，主要提供蛋白质、脂肪、膳食纤维、矿物质和B族维生素。

第四类为蔬菜水果类：包括鲜豆、根茎、叶菜、茄果等，主要提供膳食纤维、矿物质、维生素C和胡萝卜素。

第五类为纯热能食物：包括动植物油、淀粉、食用糖和酒类，主要提供能量。植物油还可提供维生素E和人体必需的脂肪酸。

谷类食物是中国传统膳食的主体。随着经济发展，生活改善，人们倾向于食用更多的动物性食物。根据1992年全国营养调查的结果，在一些比较富裕的家庭中动物性食物的消费量已超过了谷类的消费量。这种"西方化"或"富裕型"的膳食提供的能量和脂肪过高，而膳食纤维过低，对一些慢性病的预防不利。提倡谷类为主是为了提醒人们保持我国膳食的良好传统，防止发达国家膳食的弊端。

另外，要注意粗细搭配，经常吃一些粗细、杂粮等。稻米、小麦不要碾磨得太精，否则谷粒表层所含的维生素、矿物质等营养素和膳食纤维大部分会流失到糠麸之中。

二、多吃蔬菜、水果和薯类

蔬菜与水果含有丰富的维生素、矿物质和膳食纤维。蔬菜的种类繁多，包括植物的叶、茎、花、茄果、鲜豆、食用菌藻等，不同品种所含营养成分不尽相同，甚至相差悬殊。红、黄、绿等深色的蔬菜中维生素含量超过浅色蔬菜和一般水果，它们是胡萝卜素、维生素B_2、维生素C、叶酸、矿物质（钙、磷、钾、镁、铁）、膳食纤维和天然抗氧化物的主要或重要来源。我国近年来流行的野果如猕猴桃、刺梨、沙棘、黑加仑等也是维生素C、胡萝卜素的丰富来源。

有些水果维生素及一些微量元素的含量不如新鲜蔬菜，但水果含有的葡萄糖、果酸、柠檬酸、苹果酸、果胶等物质比蔬菜丰富。红、黄色水果如鲜枣、柑橘、柿子和杏等是维生素C和胡萝卜素的丰富来源。薯类含有丰富的淀粉、膳食纤维以及多种维生素和矿物质。我国居民近年来吃薯类较少，应当鼓励多吃些薯类。

含丰富蔬菜、水果和薯类的膳食，对保持心血管健康、增强抗病能力、减少儿童发生干眼病的危险及预防某些癌症等方面，起着十分重要的作用。

三、常吃奶类、豆类或豆制品

奶类除含丰富的优质蛋白质和维生素外，含钙量较高，且利用率也很高，是天然钙质的极好来源。我国居民膳食提供的钙质普遍偏低，平均只达到推荐供给量的一半左右。我国婴幼儿佝偻病的患者也较多，这和膳食钙不足可能有一定的联系。大量的研究工作表明，给儿童、青少年补钙可以提高其骨密度，从而延缓其发生骨质流失的速度。因此，应大力发展奶类的生产和消费。豆类是我国的传统食品，含大量的优质蛋白质、不饱和脂肪酸，钙及维生素 B_1、维生素 B_2、烟酸等。为提高农村人口的蛋白质摄入量及防止城市中过多消费肉类带来的不利影响，应大力提倡豆类，特别是大豆及其制品的生产和消费。

四、经常吃适量鱼、禽、蛋、瘦肉，少吃肥肉和荤油

鱼、禽、蛋、瘦肉等动物性食物是优质蛋白质、脂溶性维生素和矿物质的良好来源。动物性蛋白质的氨基酸组成更适合人体需要，且赖氨酸含量较高，有利于补充植物蛋白质中赖氨酸的不足。肉类中铁的利用较好，鱼类特别是海产鱼所含不饱和脂肪酸有降低血脂和防止血栓形成的作用。动物肝脏含维生素 A 极为丰富，还富含维生素 B_{12}、叶酸等。但有些脏器如脑、肾等所含胆固醇相当高，对预防心血管系统疾病不利。我国相当一部分城市和绝大多数农村居民平均吃动物性食物的量还不够，应适当增加摄入量。但部分大城市居民食用动物性食物过多，食用谷类和蔬菜不足，这对健康不利。

肥肉和荤油为高能量和高脂肪食物，摄入过多往往会引起肥胖，并是某些慢性病的危险因素，应当少吃。目前，猪肉仍是我国居民的主要肉食，猪肉脂肪含量高，应发展瘦肉型猪。鸡肉、鱼肉、兔肉、牛肉等动物性食物含蛋白质较高，脂肪较低，产生的能量远低于猪肉。应大力提倡吃这些食物，适当减少猪肉的消费比例。

五、食量与体力活动要平衡，保持适宜体重

进食量与体力活动是影响体重的两个主要因素。食物提供人体能量，体力活动消耗能量。如果进食量过大而活动量不足，多余的能量就会在体内以脂肪的形式积存即增加体重，久之发胖；相反若食量不足，劳动或运动量过大，可由于

能量不足引起消瘦,造成劳动能力下降,所以人们需要保持食量与能量消耗之间的平衡。脑力劳动者和活动量较少的人应加强锻炼,开展适宜的运动,如快走、慢跑、游泳等。而消瘦的儿童则应增加食量和油脂的摄入,以维持正常生长发育和适宜体重。体重过高或过低都是不健康的表现,可造成抵抗力下降,易患某些疾病,如老年人的慢性病或儿童的传染病等。经常运动会增强心血管和呼吸系统的功能,保持良好的生理状态,提高工作效率,调节食欲,强壮骨骼,预防骨质疏松。三餐分配要合理,一般早、中、晚餐的能量分别占总能量的30%、40%、30%为宜。

六、清淡的膳食

清淡的膳食有利于健康,即不要太油腻,不要太咸,不要食用过多的动物性食物和油炸、烟熏食物。目前,城市居民油脂的摄入量越来越高,这样不利于健康。我国居民食盐摄入量过多,平均值是世界卫生组织建议值的两倍以上。流行病学调查表明,钠的摄入量与高血压发病率呈正比,因而食盐不宜过多。世界卫生组织建议每人每日食盐用量不超过6g为宜。膳食中钠的来源除食盐外还包括酱油、咸菜、味精等高钠食品及含钠的加工食品等。应从幼年就养成膳食少盐的习惯。

七、如饮酒应限量

在节假日、喜庆和交际的场合人们往往饮酒。高度酒含能量高,不含其他营养素。无节制地饮酒,会使食欲下降,食物摄入减少，以致多种营养素缺乏，严重时还会造成酒精性肝硬化。过量饮酒会增加患高血压、脑卒中等危险，并可导致事故及暴力的增加，对个人健康和社会安定都是有害的。应严禁酗酒，若饮酒可少量饮用低度酒。

八、吃清洁卫生、不变质的食物

在选购食物时应当选择外观好，没有泥污、杂质，没有变色、变味并符合卫生标准的食物，严防病从口入。进餐要注意卫生条件，包括进餐环境、餐具和供餐者的健康卫生状况。集体用餐要提倡分餐制，减少疾病传染的机会。

中国居民平衡膳食宝塔是根据中国居民膳食指南，结合中国居民的膳食把平衡膳食的原则转化成图，便于大家在日常生活中实行。

九、平衡膳食宝塔

平衡膳食宝塔提出了一个营养上比较理想的膳食模式。它所建议的食物量，特别是奶类和豆类食物的量可能与大多数人当前的实际膳食还有一定的距离，对某些贫困地区来讲可能距离还很远，但为了改善中国居民的膳食营养状况，这是不可缺的，应把它看成是一个奋斗目标，努力争取，逐步达到。

平衡膳食宝塔共分五层，包含我们每天应吃的主要食物种类。宝塔各层位置和面积不同，这在一定程度上反映出各类食物在膳食中的地位和应占的比重。

谷类食物位居底层，每天应该吃 300 ~ 500 g；

蔬菜和水果占据第二层，每天应吃400～500 g和100～200 g；

鱼、禽、肉、蛋等动物性食物位于第三层，每天应该吃125～200 g（鱼虾类50 g，畜、禽肉50～100 g，蛋类25～50 g）；

奶类和豆类食物占第四层，每天应吃奶类及奶制品100 g和豆类及豆制品50 g。

第五层塔尖是油脂类，每天不超过25 g。

宝塔没有建议食糖的摄入量。但多吃糖有增加龋齿的危险，尤其是儿童、青少年不应吃太多的糖和含糖食品。

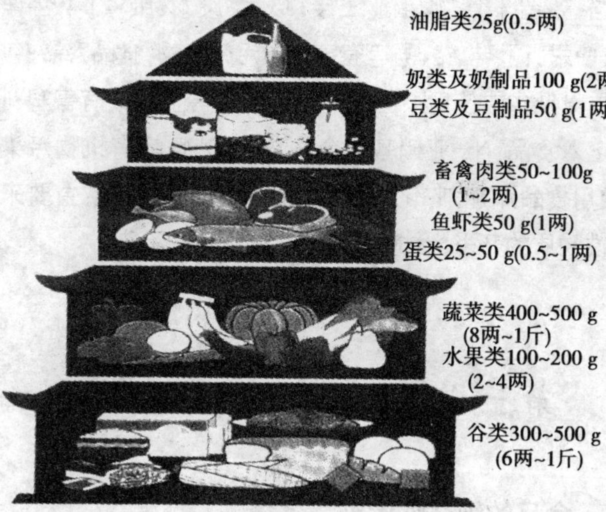

膳食宝塔图

第二章 食品污染及其预防

食品污染指食品被外来的、有害健康的污染物所污染。按照污染物的性质，可分为生物性、化学性及放射性污染三类。生物性污染：包括微生物、寄生虫、昆虫和生物战剂污染，其中以微生物污染范围最广、危害最大。化学性污染：农药使用不当，残留于食物；工业三废（废气、废水、废渣）不合理排放，致使汞、镉、砷、铬、酚等有害物质污染食物；食品容器、包装材料质量低劣或使用不当致使其中的有害金属或有害塑料单体等溶入食品；N－亚硝基化合物、多环芳烃等有机物污染食品；滥用食品添加剂；化学战剂污染。放射性污染：主要来自放射性物质的开采、冶炼及核爆炸、核废料的污染。

第一节 生物性污染及其预防

一、食品的细菌性污染

（一）常见菌属

可污染食品的细菌种类很多，大体上可分为致病菌、条件致病菌和非致病菌三类。

1. 致病菌

致病菌污染食品可引起食物中毒(细菌性)、肠道传染病、人畜共患传染病等食源性疾病。致病菌对食品的污染有两种情况:第一种是生前感染,如奶、肉在禽畜体生前即潜存着致病菌。主要有能引起食物中毒的肠炎沙门菌、猪霍乱沙门菌等,也有能引起人畜共患病的结核杆菌、布鲁杆菌属、炭疽杆菌。第二种是外界污染,致病菌来自外环境,与作为食物的畜体本身生前感染无关。主要有痢疾杆菌、副溶血性弧菌、致病性大肠杆菌,还有伤寒杆菌、肉毒梭菌。这些致病菌通过带菌者粪便、病灶分泌物、苍蝇、工(用)具、容器、水、工作人员的手等传播途径污染食品。

污染致病菌的食品在感官形态方面无特殊变化,仅凭感官检查难以察觉,与腐败菌能引起食物感官方面的改变有所不同。

2. 条件致病菌

指在通常情况下不致病,只有在特定条件下才能有致病力的一些细菌,在自然界分布较广。常见的有葡萄球菌、链球菌、变形杆菌、韦氏梭菌、蜡样芽孢杆菌。能在一定条件下引起食物中毒。

3. 非致病菌

在自然界分布极为广泛,在土壤、水体、食物中更为多见。食物中的细菌绝大多数都是非致病菌,这些非致病菌中有许多都与食品腐败变质有关。能引起食品腐败变质的细菌称为腐败菌,是非致病菌中最多的一类。此外,常见的还有：假单胞菌属、微球菌属与葡萄球菌属、芽孢杆菌属与芽孢梭菌属、肠杆菌科各属、弧菌属与黄杆菌属、链球菌属、嗜盐杆菌属、乳杆菌属等。

(二) 食品细菌性污染的危害

食品污染致病菌后可引起食源性疾病，包括食物中毒、肠道传染病或其他感染。条件致病菌污染食品后，在一定条件下也可使人患食源性疾病。非致病菌中的腐败菌污染食品可引起食品腐败变质。腐败变质的食品不仅质量下降，有些还会损害健康。

1. 肉类食品腐败变质及其危害

肉类食品中的优势腐败菌有假单胞菌属、黄杆菌属、微球菌属和链菌属。腐败菌能分解蛋白质，成为肽、胨，乃至氨基酸。在细菌酶作用下氨基酸通过脱羧基、脱氨基、脱硫作用，形成种种腐败产物。如组氨酸脱羧生成组胺，酪氨酸脱羧生成酪胺，赖氨酸脱羧生成尸胺，鸟氨酸脱羧生成腐胺；色氨酸可同时脱氨基脱羧基形成吲哚及甲基吲哚，二者均具有粪臭；含硫氨基酸脱硫产生具有恶臭的硫化氢等。

腐败变质的肉，由于变臭、变粘、变味，故感官质量下降。食用价值及营养价值均降低，某些腐败产物还会对机体产生不良影响。如组胺与酪胺均为血管活性物质，过多的组胺可引起血压下降和过敏反应，过多的酪胺引起血压升高。

2. 鱼贝类食品的腐败变质及其危害

鱼贝类食品的优势腐败菌有假单胞菌属、黄杆菌属和微球菌属。鱼贝类食品比肉类食品容易腐败变质。鱼腐败变质后，感官质量下降。鱼体表面黏液增多，透明度下降，鱼体变软，肌肉松软无弹性，严重者鱼肉腐败离刺，食用价值严重下降。在某种情况下，还可引起食物中毒，中毒与腐败产物组胺有关。

3. 油脂酸败变质及其危害

未经精炼的油常含有磷脂、蛋白质、黏液树脂、色素、碳水化合物以及较多的水分，其中的蛋白质、水分、碳水化合物有利于微生物的生长。有些细菌能产生脂肪分解酶，如假单胞菌属、产碱菌属、微球菌属。在细菌的脂肪分解酶作用下，油脂被分解为脂肪酸与甘油，酸价升高。

其中不饱和脂肪酸在自由基的诱发下，与氧接触，产生自动氧化，导致油脂酸败变质。

酸败的油脂除感官性状发生改变外，营养素也有一定程度的破坏而使营养价值降低。此外，酸败的油脂还会产生一些不良影响，如刺激胃肠道，引起胃肠炎。在我国，食用酸败油脂油炸食品引起的食物中毒时有发生。中毒出现很快，食后2～6小时即可发病，其症状主要是恶心、呕吐、腹泻和嗳气。

（三）食品细菌性污染的控制

（1）采购食品时应新鲜，无腐败变质。

（2）食品在生产、加工、运输、储存等过程中，严格执行操作规程和有关食品管理规定，防止食品污染。

（3）合理储藏食物，控制细菌繁殖。如高温灭菌、低温抑菌、脱水抑菌、提高酸度或盐分、添加化学防腐剂等方法。

二、食品的霉菌与霉菌毒素污染

多数霉菌对人体有益，在抗生素医药工业及发酵酿造工业等方面起着重要作用，但是也有一些霉菌对人体有害。霉菌中的个别菌种或菌株能产生对人体有害的霉菌毒素。到目前为止，已知的霉菌毒素大约有200种，一般都是按照产生毒素的主要霉菌名称来命名，比较重要的有黄曲霉毒素、杂色曲霉毒素、镰刀霉菌素、展青霉素、黄绿青霉素等。

（一）黄曲霉毒素

黄曲霉毒素是黄曲霉和寄生曲霉的代谢产物，具有极强的毒性和致癌性，是20世纪最引人注目的一种霉菌毒素。黄曲霉毒素的发现可以追溯到1960年的火鸡事件。1960年6月至8月，在英国苏格兰某地，短短几个月内，突然发生约10万只火鸡死亡，解剖见肝出血坏死，可疑食物为来自巴西的发霉花生粉，并从中分离出黄曲霉菌。为了证实火鸡中毒与发霉花生粉有关，用该花生粉饲喂小鸡、小鸭，结果出现了典型的与火鸡中毒相似的症状。1961年，用该花生粉喂饲大鼠，进行较长期的毒性试验，结果发现在部分大鼠中诱发出肝癌，因此证实巴西运来的花生粉含有致癌物质。以后又对该物质进行提纯，纯品在动物身上也复制出同样的病变，遂将其命名为黄曲霉毒素。

1. 黄曲霉毒素的理化性质与食品污染

黄曲霉毒素是结构相似的一类化合物，目前结构已明确，共有10余种，分为B系及C系两大类，均为二呋喃香豆素的衍生物。

黄曲霉毒素能够溶解于多种有机溶剂，如氯仿、甲醇及乙醇等，但不溶解于水、己烷、石油醚和乙醚。紫外线照射黄曲霉毒素能够发出荧光，可利用该特性测定黄曲霉毒素。黄曲霉毒素耐热，在一般的烹调加工温度下不被破坏。在280℃时毒素方可破坏。在加氢氧化钠的碱性条件下，黄曲霉毒素形成香豆素钠盐，从而可通过水洗予以去除。

黄曲霉在自然界分布十分广泛，土壤、粮食、油料作物种子等均可见到。受黄曲霉毒素污染较重的地区是长江流域以及长江以南的广大高温高湿地区。污染的品种主要为玉米、花生、大米及花生油，还有小麦和白薯干。尤以广西为甚。

2. 黄曲霉毒素的毒性及致癌性

（1）毒性　黄曲霉毒素是剧毒物质，其毒性为氰化钾的10倍，对鱼、鸡、鸭、大鼠、豚鼠、兔、猫、狗、猪、牛、猴及人均有强烈毒性。属于肝脏毒，一次大量口服后，可出现肝实质细胞坏死、胆管上皮增生、肝脂肪浸润及肝出血等急性病变。少量持续摄入则引起肝脏纤维细胞增生，甚至导致肝硬变等慢性损伤。

黄曲霉毒素引起人急性中毒，国内外都发生过。我国台湾省有农民因食用黄曲霉毒素含量高（225.9 μg/kg）的发霉大米，导致39人中有25人中毒，其中有3名儿童死亡。印度有一批儿童因食用含黄曲霉毒素（300 μg/kg）的花生饼粉治疗蛋白质营养不良，导致出现肝脏疾患，活体组织检查发现肝细胞脂肪变性、坏死，并伴有炎症，继而出现肝纤维化、变硬，一年半后有3名死于肝昏迷。1974年印度两个邦中有200个村庄暴发黄曲霉毒素中毒性肝炎，397人发病，106人死亡。中毒与玉米收获时适逢暴雨、场地玉米严重霉变有关，该霉变玉米黄曲霉毒素含量高达6.25～15.6 mg/kg。患者均食用过该霉变玉米。该次中毒临床症状以黄疸为主，兼有呕吐、厌食和发热，重者出现腹水、下肢水肿、肝脾肿大及肝硬变，解剖时发现肝脏有广泛肝胆管增生及胆汁淤积。用发病村庄一些家庭的剩饭喂狗，狗出现死亡。解剖所见为肝硬变及胆小管病变。印度发生的上述肝炎事件是迄今为止人类急性黄曲霉毒素中毒最有力的证据。

(2) 致癌性　长期少量投服黄曲霉毒素，在猴、大鼠、禽类身上能诱发实验性肝癌。黄曲霉毒素诱发肝癌的能力比二甲基亚硝胺大75倍，是目前公认的最强的化学致癌物质。现已证实，黄曲霉毒素对灵长类动物能诱发出肝癌，这对探讨其对人的致癌性甚有益处。黄曲霉毒素对人是否有致癌性，目前尚不能肯定。动物实验结果，虽可推论对人的致癌性，但因缺乏直接证据，尚难下肯定结论，主要原因是在人身上不可能做诱癌实验。许多学者试图从大规模的流行病学调查来间接证实，这一方面的工作已有陆续报道。有人对亚非国家(包括我国)的肝癌流行状况作了调查研究，发现似乎有一种趋势，即食物中黄曲霉毒素污染严重的地区，居民肝癌发病也多，如非洲撒哈拉沙漠以南的高温高湿地区，黄曲霉毒素污染食品较为严重，当地居民肝癌发病较多。反之，埃及等干燥地区污染并不严重，肝癌发病较少。在菲律宾某些玉米和花生酱受黄曲霉毒素污染较严重地区，肝癌的发病率比一般地区高出7倍以上。在肯尼亚发现肝癌发病率随同黄曲霉毒素摄入量的增高而直线上升。在我国（广西、江苏、上海）调查也初步见到类似情况。因此，尽管目前还没有充分证据说明黄曲霉毒素能引起人的肝癌，但流行病的资料提示黄曲霉毒素有可能与人的肝癌发病有关。

3. 黄曲霉毒素的控制措施

在我国，受黄曲霉毒素污染的食物主要有花生、玉米、大米、小麦、薯干，在雨季污染尤为突出。对黄曲霉毒素的控制措施，一是防止食品生霉，二是设法去除食品上已产生的黄曲霉毒素，三是加强检验工作。

(1) 食品防霉　食品霉变要有足够的湿度、温度和氧气，其中湿度尤其重要，因此防霉的主要措施是控制食品的水分。

(2) 去除黄曲霉毒素　对于已被黄曲霉毒素污染的食品或怀疑含有黄曲霉毒素的发霉食品，如可采用白陶土（也可用活性炭）吸附植物油中的黄曲霉毒素；用碱炼法破坏植物油中的黄曲霉毒素；用挑除霉粒法，挑除发霉、变色、破损及皱皮的花生粒；用碾轧加工法，去除玉米、大米谷皮和胚部毒素；用加水搓洗法，去除大米上污染的毒素等。

(3) 经常性食品监测　我国规定了几种食品的黄曲霉毒素允许量标准见表1-1。

表 1-1　几种食品的黄曲霉毒素允许量标准(μg/kg)

品　　种	允许量标准
玉米、花生油、花生米	≤20
玉米及花生仁制品(按原料折算)	≤20
花生油	≤20
其他食用油	≤10
其他粮食、豆类、发酵食品	≤5
代乳食品	不得检出

(二) 镰刀菌毒素

镰刀菌毒素是继黄曲霉毒素后又一类重要的霉菌毒素。镰刀菌毒素主要是镰刀菌属所产生的有毒代谢物质的总称。镰刀菌属与赤霉菌属在生活史上有一定的联系。从 19 世纪开始,人们已发现镰刀菌属能引起人和家畜中毒,中毒的疾病主要有食物中毒性白细胞缺少症和赤霉病麦中毒。

食物中毒性白细胞缺少症曾发生在西伯利亚地区,引起不少人中毒和死亡,主要症状是皮肤出现出血斑点、粒性白细胞缺乏、坏死性咽喉炎和骨髓再生障碍。发病原因与某些镰刀菌浸染谷物后,在田间越冬后产生强烈毒素有关。

赤霉病麦中毒早在 1882 年在俄罗斯远东地区即已被发现。该中毒可以引起人与牲畜头痛、头晕、乏力、呕吐,有酒醉感,故又得名“醉谷病”。以后,在日本和我国相继发现类似的中毒。我国学者发现长江流域一带的赤霉病麦引起的中毒与禾谷镰刀菌有关。

第二节　化学性污染及其预防

一、食品的农药污染

农药的使用在防治农业害虫和发展畜牧业等方面发挥了重要作用，但使用不当，也会对环境和食品造成污染。

施用农药后在食品内或食品表面残存的农药及其代谢物、降解物或衍生物，统称为农药残留。摄入残留农药的食品可能引起急性中毒或慢性中毒，特别是低剂量长期摄入还可能有致畸、致突变和致癌作用。

（一）农药污染食品的途径

农药作为一种污染物进入人体，通过大气和饮水占10%，通过食物占90%左右。农药污染食品，一方面可以通过施农药对食用作物直接污染，另一方面也可以通过对空气、水、土壤间接污染。主要途径如下：

1. 施用农药对作物的直接污染

如直接施用农药在作物叶片上，可先被叶片吸收，然后转运到作物的各部分。

2. 作物从污染的土壤吸收农药

农田施用农药后，除一部分直接落于作物上外，其中大部分降落到土壤中，作物的根系从土壤中吸收农药。

3. 生物富集作用

生物富集指生物将环境中低浓度的化学物质通过食物

链转运和蓄积达到高浓度的能力。食物链是指在动物生态系统中，由低级到高级顺次作为食物而连结起来的一个生态链条。化学物质在沿着食物链转移的过程中产生生物富集作用，即每经过一种生物体，其浓度就有一次明显的增高。所以，位于食物链最高端的人类接触的污染物最多，其危害也最大。某些理化性质比较稳定的农药，如有机氯、汞和砷制剂等，脂溶性强，与酶和蛋白质有较大的亲和力，不易排出体外，在食物链中逐级在生物体内浓缩，使残留量增高。

生物富集作用以水生生物最为明显。如原来水体仅含农药 DDT 质量分数为 3×10^{-12}，通过浮游生物、小鱼、大鱼、水鸟等捕食生物逐渐富集，最终在水鸟体内 DDT 含量可高达2.5^{-5}，为原水中含量的 833 万倍(表 1-2)。陆生生物也有类似现象。但富集程度较小。

表 1-2　DDT 在食物链中的富集和浓缩

食物链	DDT 质量分数	浓缩倍数
水	3×10^{-12}	1
浮游生物	4×10^{-8}	1.3 万
小鱼体内	5×10^{-7}	17 万
大鱼体内	2×10^{-6}	66.7 万
水鸟体内	2.5×10^{-5}	833 万

(二) 食品中农药残留对人体的危害

1. 有机氯农药

我国过去使用的有机氯农药主要有六六六及 DDT 等，它们是高效、广谱、化学性质稳定和不易分解的杀虫剂，能在环境和食品中长期残留。又由于六六六及DDT能引起动物肿瘤和在体内长期蓄积，其慢性危害作用已引起广泛的关注，因此许多国家已停止生产和使用。我国已于1983年停止生产，1984年停止使用。

由于六六六及DDT均系脂溶性物质，性质稳定，在自然界不易分解，残留期长，通过食物链进入体内后，主要蓄积于脂肪组织中。

有机氯农药的慢性毒性作用主要侵害肝、肾和神经系统等。如给大鼠或小鼠食物中加入质量分数为 5×10^{-6} 的DDT，可引起肝脂肪浸润和肝小叶中心增生。人的慢性中毒，初期有知觉异常，进而出现共济失调，精神异常，肌肉痉挛，肝、肾损害，如肝肿大、蛋白尿等。

有机氯农药能诱发细胞染色体畸变。关于其致癌作用，一般认为高剂量DDT可使小鼠肝癌增多，但对一些接触者进行的流行病学调查和一些自愿者每天口服DDT 35mg，时间长达21.5个月，体内DDT的蓄积量为一般人的几十至几百倍，都未见致癌的证据。

关于六六六的致癌作用也有很多报道。当每日给小鼠按20 mg/kg以上喂服，可引起肝癌。工业品六六六，纯的α、β、γ异构体在较大剂量时均可引起肝癌。对大量长期接触六六六和DDT的工人作肝脏活体组织检查，仅发现慢性肝损害，如慢性肝炎和肝硬变等。

2. 有机磷农药

有机磷农药是一种高效、广谱、代谢快和易分解的一类杀虫剂。其中某些品种如甲拌磷、对硫磷和内吸磷等属于剧毒类农药，易于发生急性中毒。近年来多发展高效低毒的品种如马拉硫磷等，该类农药施用于作物后，大多能迅速分解，在食品上不易形成残留，故发展很快。

（三）控制农药对食品污染及危害的措施

发展高效、低毒、低残留农药，合理使用农药，限制施药到收获的间隔期，加强农药的安全运输和保管，限制农药在食物中的残留量。

二、食品的金属毒物污染

食品中金属毒物如铅、砷、汞、镉等的污染，是国内外普遍关注的食品卫生问题。世界很多地区的一些食品不同程度地受到污染，有些地区的污染还是很严重的。如日本熊本县水俣地区居民曾长期食用含甲基汞的鱼贝类，多次发生甲基汞中毒（即“水俣病”）；日本的婴儿奶粉被砷污染，致使数千名儿童中毒等。另外，这些金属毒物的生物半衰期一般均较长，不易分解，可通过食物链进行浓缩，摄入体内后，又有很强的蓄积作用，故易发生远期生物学损害作用。基于以上原因，我国在防治金属毒物对食品的污染方面进行了大量的研究工作，如建立了一些常见金属毒物的测定方法、食品污染现状的检测、动物毒性实验以及对人体健康的危害等。根据这些研究的结果，提出了我国各种食品中汞、镉、铅和砷允许限量标准。

（一）金属毒物污染食品的途径

金属毒物进入人体的途径以消化道摄入为主。对人体危害较大的金属毒物主要有铅、砷、汞和镉等。金属毒物污染食品的主要途径如下。

1. 工业"三废"污染

含有金属毒物的工业"三废"排入环境中，可直接或间接污染食品，而污染水体和土壤的金属毒物还可通过生物富集作用，使食品中的含量显著增高，通过食物链对人体造成的危害更为严重。

2. 食品生产加工过程的污染

食品在生产加工过程中，接触机械设备、管道、容器或包装材料，在适宜的条件下，其有害金属可溶出，从而污染食品；或是它们已先被污染，然后再污染食品。在食品运输过程中，由于运输工具被污染，从而又污染食品。

3. 农药和食品添加剂的污染

某些金属农药（如有机汞、有机砷等），或农药中含有金属杂质，在使用过程中均可污染食品。食品在生产加工过程中，使用含有金属杂质的食品添加剂，也可造成对食品的污染。

(二) 铅、砷、汞、镉对食品的污染及危害

1. 铅对食品的污染及危害

含铅工业"三废"的排放是铅污染的主要来源。工业生产中产生的烟尘和废气含有的铅可污染大气，大气中的铅沉降到地面，从而污染农作物。汽车排出废气的铅可污染公路两旁的农作物。含铅废水、废渣的排放可污染土壤和水体。污染水体的铅可通过食物链污染水产品。食品加工用机械设备和管道含铅，在适宜的条件下，铅也会移行于食品中；食品的容器和包装材料也是铅的重要来源，如陶瓷食具的釉

彩、铁皮罐头盒的镀焊锡含铅，用这些食具盛酸性食品，或是涂料脱落时铅易溶出污染食品。用铁桶或锡壶盛酒也可将铅溶出。印刷食品包装材料的油墨、颜料以及儿童玩具的涂料也是铅的来源，某些食品添加剂或生产加工中使用的化学物质含铅杂质，也可污染食品。

铅的生物半衰期较长，长期摄入低剂量铅后，易于在体内蓄积并出现慢性毒性作用，主要损害造血系统、神经系统、胃肠道和肾脏。常见的症状和体征为贫血、精神萎靡、烦躁、失眠、食欲下降、口有金属味、腹痛、腹泻或便秘、头昏、头痛和肌肉酸痛等。动物实验证实，铅可以通过胎盘进入胎儿体内，并引起豚鼠和小鼠等多种动物畸形。妇女接触低浓度的铅，可影响胎儿的生长发育。接触铅的男子可出现精细胞活力降低、畸形和发育不全等。对大鼠和小鼠，乙酸铅是致癌的。对人至今尚无致癌的证据。

2. 砷对食品的污染及危害

砷对食品的污染主要是工业"三废"污染空气、土壤和水体，从而污染了食用动植物。在食品加工过程中，使用被砷污染的食品添加剂也可造成砷对食品的污染。过量使用含砷农药，或未遵守安全间隔期，都可使残留量增高。另外，用被砷污染的容器或包装材料盛装食品也可造成污染。

食品中所含的砷分为有机砷化物（如海产品）和无机砷化物两种形式。两种砷化物均易于为胃肠道所吸收，其吸收率为70% ~90%，一般认为有机砷化物的吸收率稍高。吸收后的砷经血液转运至肝、肾、脾、肺和肌肉中，主要蓄积于皮肤、毛发、指甲和骨骼。吸收的砷大部分由粪排出。一般三价砷化物的毒性大于五价砷化物，无机砷化物的毒性高于有机砷化物。目前，有关砷化物毒性的资料主要对无机砷而言。砷化物为一种原浆毒，对体内蛋白质有很强的亲和力。进入体内的砷与多种含巯基的酶结合，使这些酶丧失活性，抑制细胞的正常代谢，从而出现一系列症状。长期摄入砷化物可引起慢性中毒。消化道症状为腹泻、便秘、食欲减退、消瘦。皮肤可出现色素沉着、手掌和足底过度角化。血管受累时呈肢体末梢坏疽，即所谓慢性砷中毒黑脚病，神经系统为多发性神经炎和神经衰弱综合征。

3. 汞对食品的污染及危害

汞对食品的污染，主要是工矿企业汞的流失和含汞"三废"的排放造成的。另外，用有机汞杀菌剂拌种，或在作物生长期施用有机汞农药，也可污染粮食或其他食品。

由于汞比较稳定，因此汞污染的食品经加工处理也不能将汞完全消除。汞由胃肠道吸收与其化学形式有关。金属汞很少由胃肠道吸收，故其经口毒性极小。二价无机汞化物胃肠道的吸收率为1.4%～15.6%，平均为7%。吸收后经血液转运，约以相等的量分布于红细胞和血浆中，并与血红蛋白和血浆蛋白的巯基结合。二价汞化物不容易通过胎盘屏障，主要由尿和粪排出。有机汞的吸收率较高，如甲基汞的胃肠道吸收率为95%。吸收入体内的甲基汞主要与蛋白质的巯基结合。在血液中，90%的汞与红细胞结合，10%的汞与血浆蛋白结合，并通过血液分布于全身。

汞由于存在形式的不同，其毒性也异。无机汞化物急性中毒多由误食而引起。有机汞在人体内的生物半减期为70

天，因此易于蓄积。慢性甲基汞中毒的病理损害主要为细胞变性、坏死，周围神经髓鞘脱失，起初表现为疲乏、头晕、失眠，而后感觉异常。手指、足趾、口唇和舌等处麻木，症状严重者可出现共济运动失调，四肢发抖，说话不清，失明，听力丧失，精神紊乱，进而疯狂痉挛而死。甲基汞也可通过胎盘进入胎儿体内，新生儿红细胞中汞的浓度比母体高30%，因此，甲基汞更容易危害胎儿，引起先天性甲基汞中毒。主要表现为发育不良、智力发育迟缓、畸形，甚至发生脑麻痹而死亡。

4. 镉对食品的污染及危害

镉对食品的污染主要是工业废水的排放造成的。工业废水污染水体，经水生生物浓集，使水产品中镉含量明显增高。含镉污水灌溉农田和污染施肥也可污染土壤，经作物吸收而使食品中镉残留量增高。用含镉金属作容器，或是用镉电镀器皿，或是用含镉彩釉涂于容器，再将酸性食品或饮料盛放在这些容器内，即可溶解出镉而污染食品。

镉在消化道的吸收率为1%～12%，一般为5%。低蛋白、低钙和低铁的膳食有利于镉的吸收，维生素D也可促进镉的吸收。吸收的镉经血液运至全身。血液中的镉，一部分与红细胞结合，一部分与血浆蛋白结合。红细胞中的镉，部分与血红蛋白结合，部分可能以金属硫蛋白的形式与低分子蛋白质结合。这些结合的镉主要分布于肾和肝。肾脏含镉量约占全身蓄积量的1/3，而肾皮质中镉浓度是全肾脏镉浓度的1.5倍。这是因为含镉的金属硫蛋白可经肾小球滤过进入肾小管，或排出体外，或重吸收，从而造成镉在肾近曲管的选择性蓄积。而肝脏含镉量仅占全身镉的1/6。因此，肾脏是慢性镉中毒的一个靶器官。长期摄入镉后，可引起肾功能障碍，其早期表现为尿镉和尿中低分子量蛋白排出量增加。我国学者认为尿镉排出量达15 μg/L或以上时，尿中低分子量蛋白排出的阳性率明显增加，并建议个体尿镉的排出量以15 μg/L作为临界值。镉在人体内的半衰期为10～40年，因此易于在体内蓄积，吸收后的镉只有极少部分由粪、尿排出体外。镉主要损害肾脏近曲小管，使其重吸收的功能降低，引起蛋白尿、糖尿、氨基酸尿和尿钙排出量的增高。多钙尿可引起负钙平衡，造成软骨症和骨质疏松。日本镉污染大米引起的"痛痛病"，主要症状为背部和下肢疼痛，行走困难，骨质疏松极易骨折。另外，镉还可引起贫血，其原因可能是镉干扰食物中铁的吸收和加速红细胞的破坏所致。

锌、镉是相互拮抗的元素，摄入镉多，能置换含锌酶中的锌，并抑制该酶活性，因而加重镉的毒性作用。反之，摄入锌多，能拮抗镉的毒性作用。

关于镉的致癌作用尚无肯定的结论。有人发现"痛痛病"患者的染色体有畸变现象，但未得到进一步证实。根据许多遗传毒理学检测结果表明，镉可能为基因诱变物。动物实验已证实有致畸效应，但缺少流行病学资料。

（三）控制金属毒物污染食品及危害的措施

1. 消除污染源

由于金属毒物污染食品后很难去除，所以应积极采取有效措施消除污染源。对工业废水、废气必须预先处理，使其符合排放标准，废渣也要妥善处理以免污染农田。含有毒金属的农药要按有关规定使用，如有机砷等；或是禁止使用，如有机汞等。容器包装材料、食品加工生产中使用的化学物质和食品添加剂中的有毒金属含量，要符合国家卫生标准和管理办法。

我国规定的食品中铅、砷、汞、镉的容许量标准如下：

汞的容许量标准（mg/kg）：粮食（成品粮）≤0.02，薯类、蔬菜、水果、牛乳≤0.01，肉、蛋（去壳）、油≤0.05，鱼≤0.3，其中甲基汞≤0.2。

镉容许量标准（mg/kg）：大米≤0.2，面粉、薯类、肉类、鱼类≤0.1，杂粮、蔬菜、蛋品≤0.05，水果≤0.03。

铅容许量标准（mg/kg）：乳粉、炼乳、发酵酒、淀粉、糖、糕点≤0.5，酱油、酱、醋、味精、食盐、蒸馏酒、豆制品、冷饮食品、蜂蜜、白糖≤1，皮蛋≤3。各种食具（4%乙酸浸液，以 Pb 计（mg/L））：搪瓷食具容器≤1，陶瓷食具容器≤7。

砷容许量（mg/kg）：原粮≤0.7，植物油≤0.1，酱油、酱、食醋、味精、盐、冷饮食品、蔬菜、水果、肉、蛋、淡水鱼、发酵酒≤0.5，牛乳≤0.2，鱼类（鲜重计）≤0.5，贝类（鲜重计）、甲壳类（鲜重计）、其他海产品（鲜重计）≤1.0，藻类（干重计）、甲壳类干制品≤2.0。

2. 各种食品的经常性检测

卫生部门除了对各类食品企业进行经常的卫生监督外，还要定期对各种食品进行经常性的金属毒物检测，以检查其是否超过我国规定的容许限量标准。

3. 生物检查和流行病学调查

要定期对接触者的生物材料（如血、尿和毛发等）进行检测，以便用灵敏的指标发现过去一段时间生物材料中金属毒物的浓度是否超过正常水平，或是某些生化改变。在此基础上，如有必要可进行流行病学调查，以发现接触此类金属毒物的人群有无症状和体征出现，所以流行病学调查是确定金属毒物对人体危害的可靠方法。

三、食品的N-亚硝基化合物污染

N-亚硝基化合物是一类致癌性和毒性很强的物质。包括亚硝胺类和亚硝酰胺类。

N-亚硝基化合物的最大特点是可以在体内或体外合成。只要有胺和亚硝酸盐这两个前体物质存在，就可以在适宜条件下进行体外或体内合成。现已证实，哺乳动物和人的胃、肠和膀胱中，亚硝酸盐与仲胺或叔胺可经化合生成N-亚硝基化合物。

（一）N-亚硝基化合物及其前体物质在食物中的分布

1. 亚硝酸盐

亚硝酸盐存在于加硝的腌肉、蔬菜以及掺杂有硝酸盐的不纯食盐中。肉类在腌制过程中，常加入硝酸盐或亚硝酸盐作为发色剂。

蔬菜中的硝酸盐来自肥料。大部分氮肥中的氮参加蛋白质的合成，但也有一小部分通过硝化及亚硝化作用，形成硝酸盐及亚硝酸盐。蔬菜、水果如施肥过多，则硝酸盐可由土壤转移到蔬菜中。蔬菜腌渍时，因时间、盐分不够，易腐败变质，此时亚硝酸盐含量也升高，原因是腐败菌含硝基还原酶，将硝酸盐还原为亚硝酸盐。

2. 仲胺

鱼、肉、酒、茶叶、食物调料均含有仲胺。鲜鱼贝类经加工烹调时,仲胺增多,原因是鱼贝类体内的三甲胺加热分解时产生二甲胺。肉及鱼本身含有的脯氨酸、精氨酸、羟脯氨酸容易生成仲胺。制酒中蛋白质在发酵过程中,由于酶的作用,容易分解为二甲胺。茶叶含有吡啶、吡咯生物碱等仲胺。胡椒含有胡椒嗪(哌嗪),花椒含花椒酰胺,而花椒嗪及花椒酰胺均为仲胺。

3. N-亚硝基化合物

N-亚硝基化合物多存在于加工后的食品中,天然食品中一般含量极少,熏鱼、腌肉、酱油、酸渍菜、腌菜以及发酵食品中均含有一定量的N-亚硝基化合物。熏制的鱼或肉中含有某些致癌性亚硝胺——二甲基亚硝胺、二乙基亚硝胺、亚硝基吡咯烷等,其原因是用燃烧木材制作熏制食品时,熏制烟中含有氮氧化物,可以与鱼或肉中由氨基酸转化成的仲胺起反应。腌制的肉制品,其亚硝胺含量高,与加工工艺有关。腌肉时加入的发色剂硝酸盐可还原成为亚硝酸盐,腌制用粗盐本身也含有一些亚硝酸盐。这些亚硝酸盐与肉中的仲胺结合,形成亚硝酸胺。

油煎咸肉含有N-亚硝基化合物。有些品种的腌猪肉含有大量的亚硝基脯氨酸,但它没有致癌作用。如将该肉油煎加热后,即可脱去羧基转化为亚硝基吡咯烷,而亚硝基吡咯烷可以引起大鼠肿瘤。

啤酒也是N-亚硝基化合物的主要来源。啤酒中检出的二甲基亚硝胺含量一般在几个微克/升范围内(个别的几十个微克/升)。由于饮用量大,故对其含量应引起重视。啤酒中的亚硝胺来自麦芽。发芽的大麦在烤干过程中,由于直接用火加热,麦芽中的大麦芽碱、芦竹碱这一类生物碱与火焰中存在的氮氧化物反应,生成二甲基亚硝胺。

(二) N-亚硝基化合物的致癌性与毒性

1. 对动物的致癌性与毒性

N-亚硝基化合物对动物具有一定的致癌性与毒性。一次大剂量投服,可产生以肝坏死、出血为特征的急性肝损害。长期小剂量投服,则产生以纤维增殖为特征的肝硬变,并在此基础上发展为肝癌。N-亚硝基化合物还对动物有致畸作用,它可以通过实验动物胎盘使子代受损伤,一般在妊娠初期给毒,可使胎儿死亡;在中期给毒,可使胎儿畸形;后半期给毒,则使子代发生肿瘤。至今在300多种N-亚硝基化合物中,已发现大约有80%以上能对动物诱发出肿瘤,最多见的是肝癌、食管癌及胃癌,肺癌、膀胱癌及鼻咽癌偶见。

2. 对人的致癌性

N-亚硝基化合物对动物有致癌性已被公认,是否对人也有致癌作用尚难肯定。许多学者认为N-亚硝基化合物对人致癌的可能性甚大,理由如下。

(1) 在体外实验中发现人和大鼠的肝脏对二甲基亚硝胺的代谢性质和速度均极相似,均有相近似数量的核酸被甲基化。因此,人可能和大鼠一样,在N-亚硝基化合物的诱发下产生癌。

(2) 将二甲基亚硝胺及甲基亚硝胺加入人胚肾细胞培养液中,发现可以立即引起上皮增生,增生程度与加入量有关。我国的科学工作者在河南省食管癌高发区林州市现场研究,发现林州市食物中的两种亚硝胺类物质可以使正常人胚肺成纤维细胞发生转化,已证实它具有致癌性。

(3) 没有任何一种动物对N-亚硝基化合物的诱癌性有抵抗力,包括灵长类动物以及对其他化学致癌剂不够敏感的家兔及豚鼠。人属于灵长类动物,可能不会例外。

(4) 流行病学调查显示,某些地区食物中的亚硝胺含量与肿瘤有关。例如,伊朗食管癌高发区的调查发现,当地居民自酿的苹果酒中,有50%的样品可检出1~10μg/kg二甲基亚硝胺。赞比亚的调查也发现当地食管癌与该地引用自酿的酒有关,该酒含有较高的二甲基亚硝胺(1 000~3 000 μg/kg),可能与酿酒过程有关。

(三) 亚硝基化的阻断及防止亚硝基化合物的危害

1. 亚硝基化的阻断

对胺的亚硝基化作用进行阻断,有助于消除N-亚硝基化合物对人的潜在危害。从已发现的亚硝基化作用的抑制剂来看,阻断效果明显的首推维生素C,其次还有维生素E、没食子酸、大蒜、茶叶等。

(1) 维生素C　具有阻断N-亚硝基化合成的作用。抗坏血酸与亚硝酸盐在一起能很快起作用,抗坏血酸被氧化,生成脱氢抗坏血酸。亚硝酸盐则被还原生成一氧化氮,使亚硝酸盐离子浓度降低,胺的亚硝基化作用从而受到阻断。一般认为抗坏血酸分子浓度二倍于亚硝酸盐时,其竞争抑制亚硝基化作用完全,阻断效果最强。1973年Fiddler证明,在加亚硝酸盐的同时另加550~5 500 mg/kg的抗坏血酸钠或异抗坏血酸钠，可完全防止小肠里出现二甲基亚硝胺。也有人给小鼠和大鼠同时投饲氨基比林、亚硝酸钠和抗坏血酸，其结果是急性坏死受到抑制，血清 SGOT、SGPT 保持正常。以上间接说明，抗坏血酸对 N -亚硝基化合物的合成有阻断作用。

(2) α-生育醇　既有捕获一氧化氮自由基的能力，又有亲脂性。在油煎温度(170℃ ~180℃)下较稳定，因此适用于降低油煎咸肉的亚硝胺含量。有人做试验，在制腌肉时，先将食盐表面涂上 α-生育醇然后用来腌猪肉，结果发现，未加 α-生育醇的咸肉片中检出了一定量的亚硝基吡咯烷，而加入 250 ppm α-生育醇的，则亚硝基吡咯烷的量明显下降，其抑制率为 65%。当 α-生育醇增加到 500 ppm 时，抑制率达到 96%。

(3) 其他物质　除抗坏血酸、α-生育醇外，还有一些其他物质也具有阻断亚硝化的作用，但效果不如抗坏血酸。1974 年，Mirvish 等证明在含有 10 mmol 吗啉和 20 mmol 亚硝酸盐(pH 为 3，温度为 25℃)的系统中，30 mmol 的没食子酸能 100% 地抑制亚硝基化合物的合成，而 2.5 mmol 的没食子酸抑制率只有 39%。浓度为 3.86 mg/g、0.95 mg/g 的单宁酸抑制率分别为 66% 和 29%。有人以亚硝酸钠和二甲胺喂大鼠，其胃中出现二甲基硝胺的内源合成，并有肝坏死，SCOT 和 SGPT 均升高。实验中可见丙基没食子酸具有抑制肝坏死的作用。

我国学者最近发现，大蒜具有一定的阻断亚硝胺合成的作用。正常人食大蒜后，84.61% 的人胃内亚硝酸盐量下降，这是因为大蒜和大蒜素可以抑制胃内硝酸盐还原菌。近年来,关于茶叶防癌的研究已开始被人重视。我国学者在模拟体内胃液的条件下,在一些试管中加入胺、亚硝酸盐和茶水。一定时间后,经分析可以看出各类茶叶均能明显降低亚硝胺的合成,说明茶叶具有试管内阻断亚硝胺合成的作用。在人体实验中发现,受试者口服脯氨酸和硝酸盐后体内形成了无毒无害的亚硝基脯氨酸,如果在口服脯氨酸和硝酸盐的基础上加上饮茶则不会形成亚硝基脯氨酸。鉴于检测亚硝基脯氨酸可以反映人体内亚硝胺的合成情况,因此可以推断出茶叶具有阻断亚硝胺在体内合成的作用。

国内学者通过动物实验和生物学试验,证实我国的中华猕猴桃及沙棘果汁具有阻断 N-亚硝基吗啉和 N-二甲基亚硝胺的体外合成作用。中华猕猴桃汁还能对 N-二甲基亚硝胺合成所致的致突变性产生抑制作用。

国内也有人用监视大鼠和人摄入 L-脯氨酸和亚硝酸钠后24 小时尿中 N-亚硝基脯氨酸排出量的方法,初步证明刺梨汁及沙棘果汁能阻断体内 N-亚硝基脯氨酸的合成。

2. 防止亚硝基化合物的危害

(1) 制定肉制品中硝酸盐、亚硝酸盐使用量及残留量标准　我国规定在肉类罐头及肉类制品中硝酸盐最大使用量为每千克食物 0.5 g,亚硝酸盐每千克食物不得超过 0.15 g。残留量以亚硝酸钠计,肉类罐头为每千克食物不得超出 0.05 g,肉制品每千克不得超过 0.03 g。

(2) 研制其他肉制品发色剂代替亚硝酸盐　世界各地现已大幅度降低腌肉时亚硝酸钠的用量,有些国家还规定不许添加亚硝酸盐。目前在腌制肉的生产中，寻找亚硝酸盐的代用品的呼声很高，已开发出一些代用品，如山梨酸酯。有人试用烟酸或半胱氨酸，但效果不佳。

(3) 做好食品保藏，防止蔬菜、鱼肉腐败变质　含硝酸盐高的一些蔬菜，如小白菜、菠菜宜低温贮存，如在常温，尽可能缩短储藏时间，以免亚硝酸盐含量升高。对肉、鱼等富含蛋白质的食物，应注意防腐以减少仲胺的产生。

(4) 一些香料应与食盐分开包装　腌制肉使用的花椒粉、胡椒粉等香料应与食盐分开包装，不宜预先将其混合，以免合成 N-亚硝基化合物。

(5) 多吃富含维生素的食物　在胃癌高发地区，应多吃富含维生素 C 的新鲜蔬菜、水果，少吃酸菜、腌菜及霉变食品。

(6) 注意口腔卫生以减少唾液中亚硝酸盐量　唾液可能含有高浓度的硝酸盐，在口腔细菌作用下易被还原为亚硝酸盐，并有可能合成亚硝胺。

四、多环芳烃对食品的污染

多环芳烃是由两个以上苯环稠合在一起并在六碳环中杂有五碳环的一系列芳香烃化合物及其衍生物的总称。目前已有 200 余种，其致癌力不等。

多环芳烃受到重视，与煤焦油致癌性被发现有关。煤焦油对皮肤有致癌作用，早在 18 世纪后期即已为人所知，但对致癌物质的化学成分则缺乏了解。1920 年发现具有致癌性的煤焦油馏分皆出现特有的荧光光谱。许多蒽属化合物也出现类似的光谱。1930年，从煤焦油的高沸点馏分中分离出一种具有高度致癌力的化合物。经合成法证明其为苯并[α]芘，此后又陆续合成一些致癌性多环芳烃类化合物。

（一）污染来源

1. 熏烤食品

熏烤食品时所使用的熏烟系木柴等不完全燃烧时的产物，是由气体、蒸汽和固体的极小颗粒组成的。熏烟在炉内的形成过程与木材的干馏相似，它们都含有多环芳烃。刚熏制或烤制完毕的食物，表层聚集的苯并[α]芘较多，随着放置时间的加长，表层的苯并[α]芘逐渐向内层渗透。烤制时，滴于火上的食物脂肪焦化产生热聚合反应，形成苯并[α]芘，附着于食物表面，有人认为，这是烤制食物中苯并[α]芘的主要来源。食物炭化时，脂肪因高温呈现热裂解，产生自由基，并相互结合（热聚合）生成苯并[α]芘。例如，烤焦的鱼皮，苯并[α]芘可高达53.6～70μg/kg。有人分析了北欧的熏烤鱼、肉中苯并[α]芘含量，发现有些食物含量较高，可达每千克数十微克。

2. 油墨污染

油墨中含有炭黑，炭黑含有几种致癌性多环芳烃。有些食品包装纸带有油墨，油墨未干时，炭黑里的多环芳烃可以污染食品。

3. 沥青污染

沥青有煤焦油沥青及石油沥青两种。前者是煤焦油分级蒸馏的残渣部分，后者是石油分级蒸馏的残渣部分。煤焦油中蒽油以上的高沸点馏分中含有多环芳烃。石油沥青中苯并[α]芘含量较煤焦油沥青中少。我国一些地方的农民将粮食晒在用煤焦油沥青铺的马路上，粮食会污染上多环芳烃。

4. 石蜡油污染

通过包装纸上的不纯石蜡油，可以使食品污染上多环芳烃。不纯的石蜡油中的多环芳烃还可污染牛奶。

5. 通过环境污染食品

环境中的大气、水和土壤如果含有多环芳烃，则可使植物污染上多环芳烃，一些粮食作物、蔬菜和水果较突出。

（二）对人体的危害

苯并[α]芘对兔、豚鼠、大鼠、小鼠、鸭、猴等多种动物，均能引起胃癌。苯并[α]芘还有致突变作用。苯并[α]芘对人有无致癌作用，至今尚无肯定结论。目前，关于流行病学的调查研究，多集中在探讨多环芳烃与胃癌的发病关系方面。

（三）预防要点

1. 减少多环芳烃对食品的污染

改进食品的烤熏工艺；纯净的食品用石蜡做包装材料；加强环境质量监控，减少多环芳烃对环境及食品的污染。

2. 限制食品中苯并[α]芘的含量

有人估计，每人每年从食物中摄入的苯并[α]芘总量为1 000～2 000 μg。也有人认为在4年内，人体摄入苯并[α]芘的总量超过8 000μg时，就有可能致癌，因此人体每日摄入苯并[α]芘量不宜超过10μg。假设每人每日进食1kg食物，则在食物中苯并[α]芘的含量不应超出6μg/kg。

第三节 食品的放射性污染及其预防

一、污染来源

（一）大气核爆炸试验

核试验爆炸的沉降灰是食品的放射性污染的一种重要来源。自从1955年太平洋核爆炸试验以来，已有几百次核爆炸试验，产生了大量核分裂生成物，形成沉降灰。含大量放射性元素的沉降灰可以污染空气、土壤和水。土壤污染上放射性元素后，该元素可进入植物体，使食品污染上放射性物质。

（二）核废物排放不当

核废物一般来自原子反应堆、原子能工厂、核动力船以及核实验室等处。对核废物的处理，有陆地埋藏和深海投放两种方式。陆埋或向深海投弃固体放射性废物时，如包装处理不严或者贮藏废物的钢罐、钢筋混凝土箱出现裂痕时，都可以造成对环境乃至对食品的污染。

（三）意外事故核泄漏

意外核泄漏造成的核污染不容忽视。1957年英国温次盖尔原子反应堆发生事故，使大量放射性元素污染环境，影响到食用作物及牛奶。1988年乌克兰地区切尔诺贝利核电站发生重大事故，大量的放射性沉降灰飘落到东欧和北欧的一些国家，污染了土壤、水源、植物和农作物。事后，瑞典国家食品管理局和其他的官方及非官方机构分析了瑞典的全部食品，发现食物中的铯-137 活性与当地放射性沉降灰的剂量间呈密切的正相关。凡吃了受放射性沉降灰污染的草的羊以及生长在该灰污染水域中的鱼类，其肉中铯-137 的活性均较高。

二、对人体的危害及预防要点

食品放射性污染对人体的危害在于长时期体内小剂量的内照射作用。锶-90 可诱发骨恶性肿瘤，并能引起生殖机能下降；碘-131 可能损伤甲状腺组织，或诱发甲状腺瘤。因此应采取措施，控制污染。其主要措施是加强对污染源的控制，严格遵守操作规程，定期进行卫生监督及检测以及严格执行有关的卫生标准。

食品加工厂和食品仓库应建立在从事放射性工作的单位的防护监测区以外的地方。对产生放射性废物、废水的单位，应加强监督，对该单位周围的农、牧、水产品等应定期进行放射性物质的监测。

凡包装密闭的食品，其包装物受到放射性物质灰尘的污染时，可用擦洗或吸尘方式予以去除。如果放射性元素已进入食品，则应予销毁。绝对禁止向食品中加放射性元素作为食品保藏剂。此外，应用电离辐射等方法保藏食品时，应严格遵守对照射剂量和照射源的各项规定。

1958 年，国际放射性防护委员会（ICRP）推荐了“人体最大容许量”。一些国家根据这一建议，制定了空气、水和食品的放射性元素最大容许浓度或最大容许摄入量。1977年我国制定了《食品中放射性物质限量标准》和《食品放射性管理办法》，这些都应作为食品放射性卫生监督的依据。

第三章 食物中毒及其预防

食物中毒是指健康人经口进食正常数量“可食状态”的含有致病菌、生物性或化学性毒物以及动植物天然毒素食物而引起的以急性感染或中毒为主要临床特征的疾病。流行病学和临床特点：潜伏期短、来势急剧、短时间内可能有多数人同时发病；所有病人都有类似的临床表现，多为急性胃肠炎症状；病人在近期内都食用过同样食物，发病范围局限在食用该种有毒食物的人群；一旦停止食用这种食物，病立即停止；人与人之间不直接传染，发病曲线呈现突然上升又迅速下降的趋势，一般无传染病流行时的余波。以上特点在集体暴发性食物中毒时比较明显，而在个体散发性病例就不一定明显，因此易被忽视，故在实际工作中应加以充分注意。有的食物中毒具有明显季节性和地区性，如肉毒梭菌毒素中毒90%以上发生在新疆，细菌性食物中毒全年皆可发生，但第二、第三季度是食物中毒的高发季节，尤其是第三季度。

按病原物质食品中毒可分为四类：细菌性食物中毒、有毒动植物食物中毒、化学性食物中毒、真菌毒素和霉变食品中毒。

第一节 细菌性食物中毒

细菌性食物中毒是由于吃了含有大量细菌或细菌毒素的食物而引起的中毒,是食物中毒中最常见的一类。由活菌引起的食物中毒称感染型,另一种是由菌体产生的毒素引起的食物中毒称毒素型。有的食物中毒既有感染型,又有毒素型。细菌性食物中毒发生的基本条件是:细菌污染食物;在适宜的温度、水分、pH和营养条件下,细菌急剧大量繁殖或产毒;进食前食物加热不充分,未能杀灭细菌或破坏其毒素。

细菌性食物中毒全年皆可发生,但在夏秋季节发生较多,引起细菌性食物中毒的食物主要为动物性食品。一般病程短、恢复快、预后良好,对抵抗力低的人群,如老人、儿童、病人和身体衰弱者,发病症状常较为严重。

一、沙门菌食物中毒

(一)病原体

沙门菌属属肠杆菌科,为具有鞭毛,能运动的革兰阴性杆菌,为需氧或兼性厌氧菌,生长温度为10℃~42℃,在20℃~37℃条件下繁殖迅速,在水中可生存2~3周,粪便中生存1~2个月,在冰冻土壤中可过冬。在100℃下立即死亡,70℃经5分钟、60℃经15~30分钟、55℃经1小时方可杀死。沙门菌在食盐含量为12%~19%的咸肉中可生存

75 天。

(二) 临床表现

沙门菌属食物中毒的临床有 5 种类型，即胃肠炎型、类霍乱型、类伤寒型、类感冒型和败血症型，其中胃肠炎型最为多见。潜伏期一般为 12 ~ 14 小时，最短为 6 ~ 8 小时，长者可达 48 ~ 72 小时。

1. 胃肠炎型

前驱症状有寒战、头晕、头痛、恶心和痉挛性腹痛，以后出现呕吐、腹泻、全身酸痛和发热，大便多呈黄色或黄绿色水样便，有恶臭，便中有未消化的食物残渣，并含有少量黏液，偶有脓血。腹泻可达一日 7 ~ 8 次。腹部常有压痛，少数患者里急后重。体温高达 39℃ ~ 40℃，重症病人可出现惊厥、谵妄、全身痉挛和紫绀。病程为 3 ~ 5 天，一般于 2 ~ 3 天腹泻停止，体温和食欲恢复正常。重症患者可因心脏衰竭，无尿和剧烈痉挛等导致死亡。病死率约为 1%，主要是儿童、老人或体弱者，常因急救治疗不及时所致。

2. 类霍乱型(极重型)

起病急，高热、呕吐，腹泻次数较多，呈严重失水现象，粪便呈米泔样。患者面部和四肢末端发绀。皮肤干燥，尿量减少。

3. 类伤寒型

胃肠炎症状较轻。但有高热，全身疲倦、头痛、腰痛和脾肿大，腹泻较多，有时出现玫瑰疹。

4. 类感冒型

头晕、头痛、高热，全身酸痛、咽峡炎、腹痛、腹泻等。

5. 败血症型

起症多急骤，有高热、寒战，并持续发热1～2周。并发症有肺炎、胸膜炎、脓胸或心内膜炎。少数病人骨和关节发生化脓灶，有时发生骨髓炎、心内膜炎、肾盂肾炎、胆囊炎。败血症型主要由猪霍乱沙门菌引起，鼠伤寒沙门菌和肠炎沙门菌等亦可引起。

（三）常见中毒食品

引起沙门菌食物中毒的食品主要为畜肉、蛋类、奶类及其制品。畜肉中沙门菌来源有两个，一个来源是家畜在屠宰前已经感染沙门菌，另一个来源是宰后被带菌的粪便、容器或污水等污染，其中前者为主要来源。家禽和蛋类感染沙门菌的机会较多，鸭、鹅等水禽及其蛋类的带菌率比较高。带菌奶牛产奶有时带有沙门菌，所以鲜奶和鲜奶制品如消毒不彻底，也可引起沙门菌食物中毒。烹调后的熟食品如熟肉、煎蛋、熏鸡等，如果再次受到污染，并在较高温度下存放，食前又不重新加热，则其危险性更大。

（四）预防措施

1. 防止污染

主要应采取积极措施控制感染沙门菌的病畜肉类流入市场。加强家畜传染病的预防和饲养管理工作，宰前应进行严格兽医卫生检查，区分健康畜和病畜，并诊断和查明病因，以便按有关卫生条例和规定进行处理。

2. 控制繁殖

沙门菌属繁殖的最适温度为37℃。但在20℃以上即能大量繁殖。因此低温储存食品是一项重要预防措施。

3. 杀灭病原菌

加热杀灭病原微生物也是预防食物中毒的重要措施。加热灭菌的效果取决于许多因素，如加热方法、食品被污染程度、食品体积的大小等。一般盖锅煮沸肉块可使其深部的温度提高，增高灭菌效果。不同的沙门菌对高温的抵抗力也有一定差别，如肉块深部温度达75℃时，经2~3分钟，可杀死猪霍乱沙门菌；经8~10分钟，可杀灭都柏林沙门菌；肉块深部温度达80℃时，经10分钟才能杀死鼠伤寒沙门菌。蛋类煮沸8~10分钟，即可杀灭沙门菌。加工后的熟肉制品应在10℃以下低温和通风良好处储存，放置时间不应过长。熟肉或其他食品须严格与生食品分别储存，防止污染，熟食长时间放置后，应经再次加热后食用。

二、葡萄球菌食物中毒

（一）病原体

革兰阳性兼性厌氧菌，广泛分布于自然界中，其中金黄色葡萄球菌致病力最强。此菌耐热性不强，最适生长温度为37℃，最适pH为7.4。在水分较多，基质中蛋白质及淀粉丰富时最易繁殖，并产生大量肠毒素。

（二）临床表现

葡萄球菌肠毒素食物中毒潜伏期短，一般为2~4小时，最短为1小时，最长为6小时。主要症状为突然恶心，剧烈而频繁地呕吐，吐物中常有胆汁、黏液和血，同时伴有上腹部剧烈疼痛。腹泻为水样便。体温一般正常，偶有低热。因剧烈频繁呕吐加之腹泻，可致虚脱和严重脱水。严重时肠毒素可使胃黏膜糜烂。儿童对肠毒素比成人更为敏感,故其发病率较成人高,病情也更重。

一般只有活菌而无肠毒素时不会引起中毒。

(三) 常见中毒食品

常见中毒食品以奶类、肉类、蛋类、鱼类及其制品为主,尤以奶油糕点最为多见。此外还有糯米凉糕、凉粉、剩饭、米酒、米饭等。

(四) 预防措施

1. 防止葡萄球菌污染食物

防止带菌人群对各种食物的污染,要定期对食品加工人员、饮食从业人员、保育员进行健康检查,对患局部化脓性感染(疖疮、手指化脓)、上呼吸道感染(鼻窦炎、化脓性咽炎、口腔疾病等)者,应暂时调换其工作。防止葡萄球菌对奶的污染,要定期对健康奶牛的乳房进行检查,患化脓性乳腺炎时,其奶不能食用。健康奶牛的奶在挤出后,除应防止葡萄球菌污染外,还应迅速冷却至10℃以下,防止在较高温度下该菌的繁殖和毒素的形成。此外,奶制品应以消毒奶为原料。患局部化脓性感染的畜、禽肉尸应按病畜、病禽肉处理,将病变部位除去后,按条件可食肉经高温处理以熟制品出售。

2. 防止肠毒素的形成

在低温、通风良好条件下储存食物不仅可防止葡萄球菌生长繁殖,也是防止毒素形成的重要条件。因此,食物应冷藏或置阴凉通风的地方,如剩饭在常温下存放应置阴凉通风的地方,其放置时间不应超过6小时。尤其是气温较高的夏秋季节，食前还应彻底加热。

三、肉毒梭菌毒素食物中毒

(一) 病原体

肉毒梭状胞杆菌，简称肉毒梭菌。革兰阳性厌氧菌，具有芽孢，在缺氧情况下，于适合的基质(如罐头、腊肠等)上可产生外毒素，即肉毒梭菌素，简称肉毒毒素。肉毒毒素是一种强烈的神经毒毒素，毒性比氰化钾强 1 万倍，摄入被毒素污染的食物即可引起食物中毒。

肉毒梭菌芽孢能耐高温，干热 180℃，5~15 分钟，方能杀死芽孢。根据所产生毒素的抗原性不同，将肉毒毒素分为 A、B、C_a、C_b、D、E、F、G 8 型，引起人类中毒的有 A、B、E、F 4 型，其中 A、B 型最为常见。杀死 A 型肉毒梭菌芽孢，湿热 100℃须 6 分钟，120℃须 4 分钟。肉毒梭菌的各菌型之间对温度的抵抗力略有差别，E 型肉毒梭菌芽孢不耐高热，100℃ 1 分钟、90℃ 3~5 分钟、80℃ 20 分钟即死亡，但 70℃ 2 小时，仍能存活。F 型的芽孢在 110℃经 10 分钟，可被杀灭。肉毒梭菌在中性或弱碱性的基质中能生长繁殖，在 pH 为 4.5 以下和 9.0 以上时所有菌株都受到抑制。肉毒梭菌在食盐浓度为 2.5%~2.9% 时，产生的毒素比对照样品约减少 98%。

肉毒梭菌的毒素对热极不稳定，各型毒素在 80℃加热 30 分钟或 100℃经 10~20 分钟可完全破坏。

(二) 临床表现

肉毒中毒的临床表现与其他细菌性食物中毒不同，主要表现为运动神经麻痹症状，而胃肠道症状少见。潜伏期数小时至数天不等，最短者 6 小时，长者可达 8 ~ 10 小时，一般为 1 ~3 天。潜伏期越短，病死率越高。前驱症状为全身乏力、头晕、头痛、食欲不振、走路不稳，少数患者有恶心、呕吐等胃肠道症状。

肉毒中毒的主要症状以对称性脑神经损害的症状为特征。先出现视力模糊、眼睑下复视、眼球震颤，严重者出现瞳孔放大、辐辏运动不佳等。以上主要由于眼肌麻痹和调节功能麻痹所引起。眼部症状出现的同时，还出现延髓麻痹及舌咽神经麻痹症状，如声音嘶哑，语言障碍，伸舌、咀嚼与吞咽困难，唾液分泌减少、口干，颈肌无力、头下垂，上肢无力等。此外还可伴有共济失调，但肢体完全瘫痪者较少见。咽肌麻痹时，唾液积存于咽部，可进入呼吸道引起吸入性肺炎。继续发展可由于呼吸肌麻痹引起功能衰竭而死亡。患者初期一般体温正常，意识清楚。在病程中，因植物神经末梢先兴奋而后抑制，故泪腺、唾液腺和汗腺等先分泌增加而后分泌减少。病人经治疗可于 4 ~ 10 天后逐渐恢复健康，呼吸、吞咽、言语困难先后缓解；眼部和咽喉部症状恢复较慢，经过较长时间才能完全消失。一般无后遗症。

（三）常见中毒食品

在我国，肉毒毒素中毒 91. 48% 由植物性食物引起，8. 52% 由动物性食品引起。引起中毒的食品多为家庭自制谷类或豆类发酵制品，如臭豆腐、豆酱、面酱、豆豉等。据新疆统计，由豆制发酵食品引起的中毒占 80% 以上。

（四）预防措施

（1）食品制造前应对食品原料进行清洁处理，除去泥土和粪便，用良质饮用水充分清洗。

（2）罐头食品的生产，除建立严密合理的工艺规程和卫生制度防止污染外，还应严格执行灭菌的操作规程。制作发酵食品时，在进行发酵前对粮谷豆类等原料应进行彻底蒸煮，以杀灭肉毒梭菌芽孢。

（3）加工后的肉、鱼类制品，应避免再污染和在较高温度下堆放，或在缺乏氧条件下保存；盐腌或熏制肉类、鱼类时，原料应清洁新鲜，腌前必须充分冷却。加工后、食用前不再经加热处理的食品，更应认真防止污染和彻底冷却。

（4）肉毒梭菌毒素不耐热，加热100℃经10～20分钟，可使各型毒素破坏，故对可疑食品进行彻底加热是破坏毒素预防肉毒中毒的可靠措施。

四、副溶血性弧菌食物中毒

（一）副溶血性弧菌

副溶血性弧菌是一种嗜盐性细菌，存在于近岸海水、海底沉积物和鱼贝类等海产品中，为革兰阴性，有鞭毛。兼性厌氧菌，在含2%～4%氯化钠的普通培养基上生长最佳，在无食盐培养基上不生长，但在营养丰富的无机盐培养基上此菌仍能生长良好。生长的pH范围为5.0～9.6，最适合者为7.5～8.5；温度范围为15℃～40℃，最适合者为31℃。

副溶血性弧菌不耐热，75℃加热5分钟或90℃加热1分钟即可杀灭。对酸敏感，在稀释一倍的食醋中经1分钟即可死亡。在淡水中生存不超过2天,海水中能生存47天以上。繁殖的最适温度为30℃~37℃。带有少量细菌的食品,在适宜温度下经3~4小时,细菌可急剧增加,并可引起食物中毒。

(二)临床表现

副溶血性弧菌食物中毒潜伏期短,仅为6~10小时,最短者为1小时,长者达24~48小时。主要症状为上腹部阵发性绞痛,继之有腹泻,每日5~6次,多达20多次。一般呈洗肉水样血水便,也可转为脓血便。粪便带血和黏液,里急后重不明显。多数病人在腹泻后出现恶心呕吐,少数病人则在腹泻前有呕吐。体温一般为37.5℃~39.5℃。回盲部压痛明显。重症患者出现严重腹泻、腹痛、脱水,少数严重病人可出现意识不清、痉挛、面色苍白或发绀和休克。病程为2~4天,一般预后良好。少数严重患者由于休克、昏迷而死亡。

(三)常见中毒食品

主要是海产食品和盐渍食品,如鱼、虾、蟹、贝、咸肉、禽、蛋类以及咸菜或凉拌菜等。

(四)预防措施

沿海地区是我国副溶血性弧菌食物中毒的多发地区。夏秋季节,尤其是7~9月常是副溶血性弧菌食物中毒高发季节。本病预防措施有防止污染、控制繁殖和杀死病原菌三个主要环节。其中控制繁殖和杀灭病原菌尤为重要。针对副溶血性弧菌不耐低温的特点,海产食品应在低温下保藏。对烹调后的鱼虾和肉类等熟食品,应在10℃以下存放。存放时间最好不超过两天,鱼、虾、蟹、贝类等应烧熟煮透。蒸煮时间须加热至 100℃，保持 30 分钟。此外，海产品用盐渍也可有效地杀死细菌。

五、0157：H7 大肠杆菌食物中毒

1996 年 5 月下旬，日本冈山县小学校发生集体食物中毒，此后同类事件在东京、大阪、京都等 36 个都府县相继发生，患者累计达 8 651 人，其中 7 人死亡，上百所中小学校因此停课。日本医界已经查明，引发这些事件的病原体是一种肠道病原菌，其全名是 0157：H7 大肠杆菌。迄今已知威胁人类健康的大肠杆菌共 6 类，0157：H7 为从属其中的肠出血型大肠杆菌，是这类病菌的主要菌株。医学家已初步认定，0157：H7 可寄宿于牛、鸡等动物的肠内。而一旦侵入人的肠内，便依附肠壁滋生放毒。发病的潜伏期通常为 3 ~ 7 天，病起之初症状为腹痛、低热或不热、腹泻、出现血性粪便，极易被误诊为痢疾。严重者可造成溶血性尿毒综合征、血栓性血小板减少、紫斑、脑神经障碍等，危及生命。此病菌可侵犯各个年龄组，最易感染的是年老体衰者和抵抗力弱的儿童。

以前 0157：H7 一直被看成是非致病菌，而且非常罕见。然而 1982 年以后由其引发的食物中毒在美国频频出现，在英国、加拿大、澳大利亚等发达国家也接连不断。1993 年，美国发生首次波及 700 余人的感染性暴发，惊动了国会。从此，由其引发的病例纳入了报告系统。美国已记载了此病菌引发的暴发流行 60 多起。以前日本也已发生过 8 起这类暴发，均因规模不大而未予重视。然而，1996 年 5 月之疫的规模、持续时间、传播范围，都创下了 0157：H7 侵扰人类的最

高记录。

这一病菌基本上是通过食品与饮品传播的，牛肉、牛奶、奶制品、鸡肉、蔬菜、水果、饮水、饮料等，均为传染源。如果食品带菌而未被充分加热就食用，将会引起人体感染。带菌鸡生蛋后，蛋壳上携带的病菌可造成传播。人与人之间的密切接触也可传播，而且相当比例的暴发事件出自快餐食品。美国最早一次的暴发，即发生在某一快餐连锁店。确凿的证据是，从其制作汉堡包用的牛肉饼中分离到了0157：H7。发生于日本大阪府界市的大流行，快餐盒饭也被作为重点怀疑对象，而被停止供应。日本各地卫生部门不断告诫人们：吃加热煮熟的食物！

0157：H7毒力极强，很少量的病菌即可使人发病；对细胞破坏力极大；对酸有较强抗力，即使在与胃液酸度相当的液体中，也可存活许多天。

我国自1987年以来，相继在江苏、北京、山东、新疆等地检测出此类病菌。与某些来源不明的食物是否有关，未能确证。

预防措施主要强调肉食烹调烧熟煮透，还须加强食品卫生检测。

第二节　有毒动植物食物中毒

有毒动植物食物中毒是指某些动植物中含有有毒的成

分，而其形态往往又与无毒的品种类似，容易混淆而误食（如毒蕈），或者由于食用方法不当引起中毒（如木蕈）。还有些动植物食品并不含有有毒物质，但由于储存不当（如马铃薯发芽），或在微生物及酶的作用下（如某些鱼类）形成某种有毒物质，积累到一定数量，食用后也可以引起中毒。此类食物中毒虽然发病率较低，但其中有些中毒病死率很高，应严加预防。

一、河豚鱼中毒

世界上有毒鱼类约有 600 种，产于我国的有 170 种左右。误食毒鱼引起中毒，古代就有记载，但毒鱼的研究在军事上引起重视还是在第二次世界大战期间，此间太平洋战场的日、美两国士兵因误食毒鱼而造成的伤亡不小。毒鱼种类繁多，以河豚鱼引起的中毒最为常见。河豚鱼（俗称腊头鱼、吹肝鱼等）是一种味道鲜美但含有剧毒的鱼类，品种繁多，产于我国沿海及长江下游一带。

（一）毒性物质

河豚毒素是一种神经毒，可引起中毒的河豚毒素有河豚素、河豚酸、河豚卵巢毒素及河豚肝脏毒素。河豚毒素对热稳定，220℃以上可分解；盐腌或日晒不被破坏。鱼体中含毒量，在不同部位和季节有差异。卵巢和肝脏有剧毒，其次为肾脏、血液、眼睛、鳃和皮肤。鱼死后较久时，内脏毒素可渗入肌肉，而使本来无毒的肌肉也含毒。每年 2 ~ 5 月为卵巢发育期，毒性最强。河豚毒素毒性单位称毒力单位，为原液 1 mL（相当于原料 1g）所能杀死的小鼠的只数，又称小鼠单位，即1 000小鼠单位的毒力相当河豚组织1 g能使1 000只小鼠致死。对人的最小致死量约为20万小鼠单位。通常人一次食用量不会超过1 000 g，因此凡含毒力200小鼠单位以下的河豚组织不能使人致死；在100小鼠单位以下实际上可认为“无毒”；200小鼠单位以下，100小鼠单位以上者可称为“弱毒”；2万小鼠单位以上则为“剧毒”；如豹纹东方鲀在2月份卵巢毒力为2～4万小鼠单位，肝脏毒力可高达10万小鼠单位。

（二）临床表现

河豚鱼中毒的特点为发病急速而剧烈，潜伏期为0.5～3小时（一般为10～45分钟），初期有颜面潮红、头痛，继而出现剧烈恶心、呕吐、腹痛、腹泻等胃肠道症状。然后出现感觉神经麻痹症状，口唇、舌、指端麻木和刺痛，感觉减退。继而出现运动神经麻痹症状，手臂肌肉无力，抬手困难，腿部肌肉无力以致运动失调，步态蹒跚，身体摇摆，舌头发硬，语言不清，甚至全身麻痹、瘫痪。病情严重者出现低血压、心动过缓和瞳孔固定散大，呼吸迟缓浅表，逐渐呼吸困难，以致呼吸麻痹，脉搏由亢进到细弱，最后死于呼吸衰竭，病死率在50%左右。死亡一般发生在6小时之内，或最迟不超过24小时。

（三）预防措施

发生河豚毒素中毒主要是由于误食而致。海杂鱼中常混有河豚，应在装包拆包时剔出，不整包零售海杂鱼。一般居民不易做到安全食用河豚鱼，因此应加强卫生宣教，说明其危害性，在部队应严禁食用河豚鱼。

在生产过程中,要求将毒鱼及其他鱼分别装舱运输。水产供销部门发现有毒鱼时,要集中送有关部门统一加工,加工时应按照操作规定严格执行。销售部门发现毒鱼时,必须拣出上交,严防误售误食。河豚鱼毒素多含于肌肉以外的其他组织中,故鲜鱼可以按规定统一收购、加工。我国《水产品卫生管理办法》明确规定:"河豚鱼有剧毒,不得流入市场。应剔出集中加工,在加工处理前必须先去除内脏、皮、头等含毒部位,洗净血污,经盐腌晒干后安全无毒方可出售,其加工废物应妥善销毁。"另外,鱼体腐败时,毒素可侵入肌肉,故收购加工的河豚必须绝对新鲜。

二、鱼类引起的组胺中毒

中毒的发生主要由于鱼不新鲜,含有一定数量组胺,同时也与个人体质的过敏有关,所以组胺食物中毒是一种过敏型食物中毒。

(一) 毒性物质

组胺是鱼体中游离的组氨酸经脱羧酶的作用发生脱羧反应而形成的一种胺类。鱼体中大量组胺的形成必须具备下列条件:即存在具有组氨酸脱羧酶的微生物,具备适于这些微生物生长繁殖并形成大量组氨酸脱羧酶以及脱羧反应进行的条件,含有一定数量游离组氨酸作为脱羧酶的底物。一般情况下,温度15℃～37℃,有氧,弱酸性(pH 6.0～6.2)和渗透压不高(盐分含量3%～5%)的条件下,适于组氨酸分解形成组胺。一般海产鱼类中的青皮红肉鱼,如金枪鱼、秋刀鱼、竹筴鱼、沙丁鱼等鱼体中含有较多的组氨酸,当鱼不新鲜或腐败时，易于引起中毒。

（二）临床表现

组胺的中毒表现为以局部或全身毛细血管扩张、通透性增强、支气管收缩为主的一系列中毒症状。其特点为发病快、症状轻、恢复迅速。据报道，发病率为40%～50%，潜伏期为数分钟至数小时。主要症状是皮肤潮红，尤其是面部及胸部明显。眼结膜充血似醉酒样，此外有头晕、头痛、脉快、心悸、胸闷、呼吸频数、血压下降等。有时出现荨麻疹或哮喘，口、舌和四肢发麻，还可出现口渴、喉烧灼感、口唇水肿等现象，少数患者伴有恶心、呕吐、腹痛、腹泻等胃肠症状，一般体温不高。患者多于1～2天内恢复，病程短者可在30分钟或数小时内症状消失。

（三）预防措施

（1）不吃腐败变质的鱼，尤其是青皮红肉的鱼类。

（2）加强鱼类食品的卫生管理，对产销量大且易引起组胺中毒的青皮红肉鱼类，要特别注意保鲜，严禁变质鱼的供应或加工处理后销售。

（3）烹调加工前应将鱼切成长6～7cm段，用水浸泡4～6小时，可使组胺量下降44%，烹调时加入适量雪里蕻或红果，组胺可下降65%。也可先将鱼加盐、醋和水，蒸30分钟后去汤再加佐料烹调。

三、毒蕈中毒

蕈类又称蘑菇，属于真菌植物。蘑菇在我国资源丰富，自古以来就是一种很珍贵的食品，其风味独特、营养价值高，有些尚可作为药用。

毒蕈是指食后引起中毒的蕈类，在我国目前已鉴定的蕈类中，可食用蕈近300种，有毒蕈类约80多种；其中含有剧毒可致死的不到10种。由于生长条件不同，不同地区发现的毒蕈种类也不相同，且大小形态不一，所含毒素亦不一样。毒蕈的有毒成分十分复杂，一种毒蕈可以含有几种毒素，而一种毒素又可存在于数种毒蕈之中，目前对毒蕈毒素尚未完全研究清楚。毒蕈中毒常发生于高温多雨的夏秋季节，往往由于个人采集野生鲜菇误食毒蕈而引起。

（一）毒性物质及中毒表现

由于毒蕈种类繁多，其有毒成分和中毒症状各不相同，因此一般根据所含有毒成分和中毒的临床表现，大体可将毒蕈中毒分为四种类型。

1. 胃肠毒型

引起此型中毒的毒蕈代表为黑伞蕈属和乳菇属的某些蕈种。有毒成分可能为刺激胃肠道的类树脂物质。中毒潜伏期为半小时至6小时，主要症状为剧烈腹泻，水样便，阵发性腹痛，以上腹部和脐部疼痛为主，体温不高。经过适当对症处理可迅速恢复，一般病程为2～3天，死亡率低。

2. 神经精神型

导致此型中毒的毒蕈含有引起神经精神症状的毒素，这种毒素主要包括四大类：

（1）毒蝇碱　是一种生物碱，主要作用为兴奋副交感神经。存在于毒蝇伞蕈、丝盖伞属及杯伞属蕈中，豹斑毒伞蕈也有此毒素，这几种毒蕈在我国许多省区均有生长。

(2) 蜡子树酸及其衍生物　这种毒素可引起幻觉症状,色觉和位置觉错乱,视觉模糊。毒伞属的一些毒蕈含有此类物质。

(3) 光盖伞素及脱磷酸光盖伞素　可引起幻觉、听觉和味觉改变,发声异常,烦躁不安。存在于裸盖菇属及花褶伞属蕈类,一般食入1~3 g干蕈即可中毒。

(4) 幻觉原　有致幻觉作用,中毒者视力不清,感觉房间变小,颜色奇异,表现出手舞足蹈和醉酒状。主要存在于枯黄裸伞蕈中,我国黑龙江、福建、广西、云南等省区均有此蕈生长。此型中毒的潜伏期一般为半小时至4小时,最短可在食后10分钟发病。主要表现为副交感神经兴奋症状,如流涎、流泪、大量出汗、瞳孔缩小、脉缓等,尚有部分胃肠道症状。重症患者出现谵妄、精神错乱、幻视、幻听、狂笑、动作不稳等。云南省曾报道一起牛肝蕈中毒,出现其特有的"小人国幻视症"。部分患者尚有迫害妄想,类似精神分裂症。此型中毒用阿托品类药物及时治疗,可迅速缓解症状。病程一般为1~2天,死亡率低。

3. 溶血型

此型中毒由鹿花蕈(又称马鞍蕈)引起。有毒成分为鹿花蕈素,属甲基联胺化合物,有强烈的溶血作用。此毒素具有挥发性,对碱不稳定,可溶于热水,烹调时如弃去汤汁可去除大部分毒素。中毒潜伏期多数为6~12小时。以恶心、呕吐、腹泻等胃肠道症状为主,发病3~4天后出现溶血性黄疸、肝脾肿大,少数病人出现血红蛋白尿。给予肾上腺皮质激素治疗可很快控制病情,病程为2~6天,一般死亡率不高。

4. 肝肾损害型

此型中毒最严重，有毒成分主要为毒肽类及毒伞肽类。存在于毒伞属蕈（如毒伞、白毒伞、鳞柄白毒伞）、褐鳞小伞蕈及秋生盔孢伞蕈中。此类毒素为剧毒，对人致死量约为0.1 mg/kg体重，可使体内大部分器官发生细胞变性，属原浆毒。含有此毒素的新鲜蘑菇50 g（相当于干蘑菇5 g）即可使成人致死。此型毒蕈中毒病情凶险，变化多端，如不及时抢救，死亡率很高，国外报告为60% ~80%，国内重庆报告为37%。

肝肾损害型毒蕈中毒的临床表现十分复杂，按其病情发展可分为6期：

(1) 潜伏期　食毒蕈后6~7分钟即可发病，但以10~24分钟发病占大多数，潜伏期长短与中毒严重程度有关。

(2) 胃肠炎期　患者出现恶心、呕吐、脐周围腹疼、水样便腹泻。多在1~2天后缓解。

(3) 假愈期　胃肠炎症状缓解后，病人暂时无症状，或仅有轻微乏力，不思饮食。而实际上毒肽已逐渐进入内脏。肝损害已开始。轻度中毒病人肝损害不严重。可由此期进入恢复期。

(4) 内脏损害期　严重中毒病人在发病后2~3天出现肝、肾、脑、心等内脏损害，以肝损害最严重，可出现肝肿大、黄疸、转氨酶升高，严重者可出现肝坏死，甚至肝昏迷。侵犯肾脏可发生少尿、无尿或血尿，出现尿毒症，肾功能衰竭。

(5) 精神症状期　多数病人继内脏损害期后，出现烦躁不安，表情淡漠、思睡，继而出现惊厥、昏迷，甚至死亡。有些病人在胃肠炎期后可立即出现烦躁、惊厥、昏迷，但见不到肝肿大、黄疸，属于中毒性脑病。

(6) 恢复期　经及时治疗后的患者在 2～3 周后进入恢复期，各种症状好转并痊愈。

(二) 预防措施

(1) 加强宣传，提高群众识别毒蕈的能力　尤其是野外作业时，凡不认识或未曾食用过的新蕈种，不可随便采摘食用。

(2) 调查本地区的毒蕈种类及分布状况　制作毒蕈图谱。野生蕈采集要有组织，有专门技术人员指导。

(3) 采用合理的食用方法　干燥后可以食用的蕈种，应明确规定其处理方法，如马鞍蕈等须干燥 2～3 星期以上方可出售。

(4) 关于毒蕈与食用蕈的鉴别　目前尚缺乏简单可靠的方法，一般认为毒蕈有如下一些特征：颜色奇异鲜艳，形态特殊。蕈盖有斑点、疣点，损伤后流浆、发粘。蕈柄上有蕈环、蕈托。气味恶劣，不长蛆，不生虫，破碎后易变色，煮时能使银器变色、大蒜变黑等。但以上各点都不是鉴别所有毒蕈的一般规律，仅作参考。

四、含氰甙植物食物中毒

(一) 毒性物质

许多高等植物中含有氰甙，引起食物中毒的往往是杏、桃、李和枇杷等核仁和木薯。杏仁中含有苦杏仁甙，木薯和亚麻籽中含有亚麻苦甙。苦杏仁甙在苦杏仁中含量比甜杏仁高20～30倍，苦桃仁以及其他核仁中也含氰甙。木薯块根中的氰甙含量常因栽种季节、品种、土壤等因素的影响而不同。含氰甙植物的毒性，虽然决定于其氰甙含量，但还与一次摄入量、摄取的速度，植物中催化氰甙水解酶的活力以及人体对氢氰酸的解毒能力大小有关。氢氰酸对人的经口最低致死量为0.5～3.5mg/kg体重。苦杏仁甙经机体摄入后，在食品本身酶的作用下分解为龙胆二糖、苯甲酸及氢氰酸，而亚麻苦甙的分解产物为葡萄糖、丙酮及氢氰酸。氢氰酸吸收后，氰离子即与细胞色素氧化酶的铁结合，使其不能传递电子，组织呼吸不能正常进行，机体陷于窒息状态，另外，氢氰酸还可损害延脑呼吸中枢和血管运动中枢。

（二）临床表现

苦杏仁中毒的潜伏期为0.5～5小时，多数为1～2小时，木薯中毒的潜伏期稍长，为1～12小时，一般为6～9小时。中毒起始先有口中苦涩、流涎、头晕、头痛、恶心、呕吐、心悸、脉频及四肢软弱无力等症状。重症者感到胸闷，并有不同程度的呼吸困难。严重者有意识不清、呼吸微弱、昏迷、四肢冰冷，继之意识丧失、眼球呆视、瞳孔散大、对光反射消失、牙关紧闭，全身阵发性痉挛，最后因呼吸麻痹或心跳停止而死亡。苦杏仁中毒有时可闻到苦杏仁味，病情轻重与食入苦杏仁或木薯的量、空腹程度以及年龄、体质等有关。空腹、年幼及体弱者中毒症状重，病死率高。

（三）急救

（1）立即用1∶2 000高锰酸钾溶液或3%过氧化氢溶

液洗胃，使胃内氰化物变为氰酸盐，也可用大量清水洗胃，洗胃后给予硫酸亚铁溶液，使氰化物生成无毒的亚铁氰化盐。

(2) 解毒剂应用：采用特效药亚硝酸异戊酯、亚硝酸钠、硫代硫酸钠和美蓝。其中亚硝酸异戊酯、亚硝酸钠和高浓度美蓝能使血红蛋白迅速变成高铁血红蛋白，并与氢氰酸结合形成氰化高铁血红蛋白，从而夺取已与细胞色素氧化酶结合的氰离子，使酶恢复活性。由于氰离子与高铁血红蛋白结合并不牢固，仍可释放出氰根，因此必须随即注射硫代硫酸钠，使之变为毒性较低的硫氰酸盐排出体外。

解毒剂的使用方法：一般先用亚硝酸异戊酯 0.2 mL 吸入。每隔 2 分钟吸半分钟，可连续 5 ~ 6 次，随后成人用 3% 亚硝酸钠液 10 ~ 20 mL(儿童用 1% 亚硝酸钠 10 ~ 25 mL) 静脉缓慢注射，以每分钟注射 2 ~ 3 mL 为宜。继而再用新鲜配制的 25% ~ 50% 硫代硫酸钠溶液 25 ~ 50 mL(儿童用 20% 硫代硫酸钠 10 ~ 50 mL) 静脉缓慢注射。上述药物用毕后须严密观察病人的反应。

(四) 预防措施

(1) 开展卫生宣传，不要生吃各种核仁。

(2) 改良木薯品种和种植方法。

(3) 去毒处理，主要是去皮、浸水、煮熟。切忌生吃木薯；新鲜木薯内皮含氰量达 90% 左右，故剥去内皮是去毒加工的重要环节；因木薯所含氰甙易溶于水，故通过水浸、漂洗等处理可去除大部分含氰甙物质。而浸泡木薯的水或薯汤则不宜弃于池塘内或喂饲牲畜。煮熟木薯食用时，可敞开锅盖蒸煮，以利游离氢氰酸的挥发，而且加热能破坏氰甙水解酶的活性，抑制氢氰酸的产生。

一般浸水去毒处理方法有如下几种：

① 生薯浸水法　将鲜木薯去皮，切片或在特制磨具上磨成粉浆。浸水 4～6 天，每日换水 1 次，然后取出晒干。

② 熟薯浸水法　生薯块或去皮切片后，加水煮熟，再将熟薯放于清水中浸泡 48 小时。

③ 干薯浸水法　先将木薯去皮切片晒干，研磨成粉保存，于食用前浸水去毒。

第三节　化学性食物中毒及其他食物中毒

化学性食物中毒，系由于食用化学物质污染的食品所引起。包括一些有毒金属、非金属及其他化合物、农药等，或者系由于误食所致。

一、亚硝酸盐食物中毒

蔬菜中常含有较多的硝酸盐，特别是当大量施用含硝酸盐的化肥或土壤中缺钼时，可增加植物中硝酸盐。亚硝酸盐食物中毒系指食用了含大量硝酸盐及亚硝酸盐的蔬菜或误食亚硝酸盐后引起的一种高铁血红蛋白血症，也称肠源性青紫症。

（一）亚硝酸盐的来源

（1）贮存过久的新鲜蔬菜、腐烂蔬菜及放置过久的煮熟蔬菜，此时菜内原有的硝酸盐在硝酸盐还原菌的作用下转化为亚硝酸盐。

（2）刚腌不久的蔬菜（暴腌菜）含有大量亚硝酸盐，尤其是加盐量少于12%、气温高于20℃的情况下，可使菜中亚硝酸盐含量增高，一般于腌后20天消失。

（3）苦井水含较多的硝酸盐，当用该水煮粥或食物，再在不洁的锅内放置过夜后，则硝酸盐在细菌作用下还原成亚硝酸盐。

（4）食用蔬菜过多时，大量硝酸盐进入肠道，对于儿童胃肠机能紊乱、贫血、蛔虫症等消化功能欠佳者，其肠道内的细菌可将蔬菜中硝酸盐转化为亚硝酸盐，且在肠道内过多过快的形成以致来不及分解，结果大量亚硝酸盐进入血液导致中毒。

（5）腌肉制品加入过量硝酸盐及亚硝酸盐。

（6）误将亚硝酸盐当成食盐加入食品。

（二）临床表现

潜伏期长短可因摄入亚硝酸盐的量和中毒的原因而异。误食纯亚硝酸盐引起的中毒，潜伏期甚短，一般为十几分钟。大量食用青菜或未腌透菜类引起的中毒，潜伏期为1～3小时，个别可长达20小时后发病。

主要症状为口唇、指甲及全身皮肤出现紫绀等组织缺氧表现，并有头晕、头痛、嗜睡、心率加快、呼吸急促、恶心、呕吐、腹痛、腹泻等症状，严重者可有心率减慢、心律不齐、昏迷和惊厥。常因呼吸循环衰竭而死亡。

（三）急救处理

（1）迅速催吐、洗胃和导泻，并大量饮水，以促使毒物尽快排出。

（2）用特效解毒剂低浓度美蓝可使高铁血红蛋白还原为低铁血红蛋白，恢复携氧功能。剂量以每千克体重 1 ~ 2mg 计算，配成 1% 美蓝溶液，用 25% ~ 50% 葡萄糖溶液 20 mL稀释后静脉缓慢注入，一般 30 分钟后症状即可缓解。若注入 2 小时后仍未好转，可重复给药，也可口服，但剂量须加倍，按每千克体重 3 ~ 5 mg 计算，4 小时后可重复给药。此外，维生素 C 也可还原高铁血红蛋白，故可口服大剂量维生素 C 或静脉注射维生素 C 500mg。临床上用美蓝、维生素 C 和葡萄糖三者合用，效果较好。

（3）对症治疗：出现严重紫绀应吸氧。若经美蓝、维生素 C 及输液治疗后，症状仍明显存在者，可输入适量新鲜血液。

（四）预防措施

（1）保持蔬菜的新鲜，勿食存放过久的变质蔬菜。有的蔬菜如芹菜、大白菜、韭菜、萝卜和菠菜等能从土壤中浓集更多的硝酸盐，所以一次也不宜食用过多蔬菜；食剩的熟蔬菜不可在高温下存放长时间后再食用；勿食大量刚腌的菜，腌菜时盐应稍多，至少须腌制 15 天以上再食用。

（2）肉制品中硝酸盐和亚硝酸盐的用量应严格按国家卫生标准的规定，不可多加。

（3）苦井水勿用于煮粥，尤其勿存放过夜。

（4）防止错把亚硝酸盐当成食盐或碱而误食。

二、砷化物中毒

砷和砷化合物广泛用于工业、农业、医药卫生业，砷本身毒性不大，而其化合物一般均有剧毒，尤以三氧化二砷（俗称砒霜、信石等）的毒性最强。

（一）中毒原因

砷化物引起中毒的可能原因：食品加工时，使用的原料或添加剂中含砷量过高；含砷农药混入食物而致中毒，如误食含砷农药拌种的粮食或被含砷农药毒杀的家禽家畜，不按规定滥用含砷杀虫剂喷洒果树和蔬菜，以致残留量过高；通过容器和包装材料污染食物，如用盛过含砷杀虫剂的容器或袋子盛放食品和粮食，用碾磨过农药的工具加工米面等；误食含砷化合物，如保管不当，将砒霜当成精盐、碱面、发酵粉使用。

（二）临床表现

潜伏期为十几分钟至数小时，发病后患者口腔和咽喉部有烧灼感，口渴及吞咽困难，口中有金属味，常伴有剧烈恶心、呕吐，甚至吐出血液与胆汁，不久则发生痉挛性腹绞痛。腹泻为水样黏液便或米汤样便和血便，还有头晕、头痛、四肢麻木、肌肉酸痛等症状。由于毛细血管扩张及剧烈吐泻而脱水。血压下降，严重者引起休克、昏迷和惊厥，并可发生中毒性心肌病，心脑综合征，中毒性肝病和急性肾功能衰竭。若未及时抢救，常因呼吸循环衰竭，肝肾功能衰竭，于1~2日内死亡。

（三）急救治疗

（1）排除毒物　由于毒物在胃内停留时间较长，不易排空。故无论中毒时间长短，发现早晚，均应催吐，彻底洗胃。并可口服新配制的氢氧化铁溶液，它可与三氧化二砷结合成不溶性的亚砷酸铁，从而防止砷化物的吸收。若无氢氧化铁，也可用鸡蛋清、豆浆、牛奶或混有活性炭的温水洗胃。

(2) 特效解毒剂　二巯基丙醇、二巯基丙磺酸钠和二巯基丁二酸钠等药物的巯基与砷有较强的结合力，不仅能同未与组织结合的砷络合，且能夺取已与组织中酶系统结合的砷，从而释放组织酶系统中的巯基，使酶重新恢复活性，所形成的无毒物质，随同尿液排出而解毒。

(3) 对症治疗。

(四) 预防措施

(1) 严格保管农药，实行专人专库，领用登记。砷制剂农药必须染成鲜明易识别的颜色，包装标明“有毒”字样，以防与碱面、面粉混淆。存放农药的库内严禁存放食品。

(2) 使用含砷农药拌种容器、用具应专用，并有明显标记。拌过农药的粮种应专库保管，防止误食。砷中毒死亡的家禽应深埋销毁，严禁食用。

(3) 砷酸钙、砷酸铅等农药用于防治蔬菜、果树的害虫时，于收获前半个月内停止使用，以防蔬菜、水果农药残留量过高。喷洒农药后须洗净手、脸，方能吸烟、进食。

(4) 食品加工过程所使用的酸、碱、添加剂等，含砷量不得超过国家允许标准。

三、有机磷农药中毒

有机磷农药系一种农业杀虫剂，具有杀虫效率高、应用范围广、成本低，在植物内残留时间短、残留量较少的优点。因此我国农村中广泛使用，对防治粮、棉、蔬菜、水果的病虫害，保证农业丰收起着重要作用。但有机磷农药具有毒性，在生产和使用过程中如不注意防护，往往可发生食物中毒。由于误食引起的急性中毒每年均有发生。

（一）中毒原因

引起有机磷农药食物中毒的可能原因：由食品中的农药残毒引起，如不按卫生要求过量地、多次地喷洒于农作物上，或是喷洒的时期不当、喷洒后提前收获作物而食用均可造成食品中农药残留量的增高；由包装容器污染农药引起，如用装过农药的容器、包装袋盛放食品；由误食引起，如因农药保管不善，管理不严，与食品同库存放，误将内吸磷的褐色油状液当成食用植物油。

（二）临床表现

有机磷农药进入人体后，中毒症状出现的快慢和严重程度，视进入量的多少、进入途径及农药品种不同而有差异。大量口服5分钟内可出现症状，多数在12小时内发病，一般不会超过24小时。根据临床表现及胆碱酯酶活力降低程度，可将有机磷中毒大致分为四级。

1. 潜在性中毒

此时无临床表现。血液胆碱酯酶活性下降至正常值的70%～90%。一般不须治疗，但由于病情可能恶化，须继续观察12小时以上。

2. 轻度中毒

表现为无力、头痛、头晕、恶心、呕吐、腹痛、多汗、流涎、视力模糊、四肢麻木。血液胆碱酯酶活性下降到正常值的50%～70%。

3. 中度中毒

除上述临床症状外，尚有轻度意识障碍、行动蹒跚、言语不清、胸闷、呼吸困难、血压轻度上升、瞳孔中度缩小（1～2 mm）、肌肉纤维颤动。血液胆碱酯酶活性下降到正常值的30%～50%。

4. 重度中毒

发病后很快发生昏迷、心跳加快、血压上升、发热、瞳孔极度缩小（0.1～0.2mm）、对光反射消失、呼吸困难、肺水肿、紫绀、抽搐、大小便失禁、呼吸麻痹。血液胆碱酯酶活性下降到正常值的30%以下。

（三）急救治疗

1. 催吐、洗胃

迅速用2%碳酸钠洗胃（敌百虫禁用，因其遇碱可转变为毒性更强的敌敌畏），口服蛋清、豆浆、牛奶等。

2. 尽快使用特效解毒剂

注射生理拮抗剂——阿托品，该药能阻断乙酰胆碱受体，使乙酰胆碱不能与之结合，遂使机体不致因乙酰胆碱大量蓄积而产生严重症状，对毒蕈碱症状效果好，对中枢神经症状效果次之。

第四节　食物中毒的调查与处理

食物中毒的调查主要是回答这次事件是否为食物中毒，

是哪种食物中毒(确定病原),可疑一餐及可疑食物是什么,另外根据初步调查情况可在调查现场及时正确地抢救和处置病人。

一、调查内容和步骤

(1) 接到发生食物中毒的报告后,迅速地组织有关人员携带采样器材和协助抢救的物品前往现场。

(2) 到达现场前或到达现场后,采取必要和可能的帮助抢救的措施,如调用特效药、调动抢救工作所需人员。对于症状特殊的(如有机磷农药中毒的高度缩瞳、明显的交感神经兴奋症状或亚硝酸盐中毒时的明显发绀)患者迅速协助抢救人员明确诊断。

(3) 到现场后应尽快地收集病人的吐泻物。收集患者的粪便应该首先从还未进行抗生素静脉点滴的患者收集。收集剩余食物时,也包括食物所涉及的餐具、炊具的细菌涂抹样。

(4) 对进餐者逐个地进行询问调查。

① 调查对象不限于已经明确下来的中毒患者。询问每一个进餐者在大批患者发生前48小时内进餐食谱,每个人进餐的主食副食名称、数量。除集中怀疑的一餐之外,特别注意那些进餐与众不同的人,如凡是没吃某种食品无一发病的,或者凡吃某一食品的多数都发病的。通过询问明确出现最早的中毒症状、主要症状与潜伏期。

② 应尽快地明确有无可能涉及公安机构追查的问题或是否涉及犯罪。如涉及这些问题应该尽量会同公安机关共

同进行调查。

③ 每个被询问的人询问后都应该有被询问人写的或者被询问人签字的询问笔录。

④ 调查中对于被调查现场的情况，必要时可进行拍照，留下视听证据。

⑤ 调查中可以继续补充采集样品。

⑥ 对可能导致食物中毒的食品，对其原料来源、加工过程、贮存条件进行调查，必要时还应该追踪到食品的供应点及生产经营场所。

（5）食物中毒调查中应该重点查清的问题。

① 类似食物中毒的事件，是否能够确认为一起食物中毒，这不但涉及对生产经营者的行政处罚，还涉及肇事单位与进货货主之间的货款纠纷和受害者的住院费等损害赔偿，而后两种情况涉及的经济赔偿或经济补偿额往往超过行政处罚，因此查明是否是食物中毒及主要致病责任，是很重要的。

② 查明剩余食物中的致病因子，掌握剩余食物引起食物中毒的实验室诊断根据，在判定食物中毒上至为重要。但往往由于辗转报告、交通不便或抢救病人第一，而到达现场采样时，有的已经采不到剩余食物。或者中毒患者由于已开始抗生素治疗或洗胃，吐泻物中已查不到致病因素。在得不到实验室诊断根据的条件下，要特别重视流行病学调查，在无剩余食物实验室诊断根据时，流行病学调查资料可以作为判定食物中毒的根据。必要时对此种流行病学调查报告组织专家鉴定。

③ 剩余食物中只查到大肠杆菌、变形杆菌等一类肠道寄生菌或腐败菌，而在无绝对的致病菌的条件下，要特别重视病人的吐泻物中同一菌株大量检出的结果，特别是患者双份血清（一份为发病初期，另一份为发病后2周左右），做血清凝集反应时凝集价的明显升高是判定这类菌引起食物中毒的有力证据。

④ 对怀疑是厌氧菌引起的食物中毒，应该尽量克服条件上的困难，进行厌氧培养，以免遗漏厌氧菌食物中毒。

二、食物中毒的处理

（1）食物中毒的调查资料。必须及时地整理出调查报告，避免资料散在于参加者手中。书写食物中毒调查报告时既要注意调查报告的科学性，又要重视书写行政执法法律文书的程序性要求。

（2）对于食物中毒的责任追究。首先食物中毒是导致卫生监督中行政处罚的主要原因，因而处罚决定前的现场调查笔录，应该尽量争取发病单位的人的签名。行政处罚应该密切注意处罚的法律根据。

对于患者住院费等民事赔偿，卫生监督机构只能提供民事争议所需的证据资料，而不能以监督机构自己的名义写出赔偿的调解或仲裁意见。

对于刑事责任，主要由司法部门追究，卫生监督主要提供充分而可靠的证据。

（3）卫生部门除追究引起中毒的当事人的法律责任之外，还应重视卫生宣传与指导工作，即向病人的家属及所属集体单位说明发生食物中毒的原因，指出仍然存在的隐患，提出具体改进意见和措施。

（4）对食物中毒的调查资料整理、分析和总结，进行必要的报告和登记。

第四章　食品卫生管理

食物本身一般不含有害因素，或含量极少，不具有实际卫生意义。但从种植、养育到收获、捕捞、屠宰，从生产、加工、储存、运输、销售、烹调，直到食用的整个过程的各个环节，都有可能出现有害因素，使食品受到污染，以至食品卫生质量降低，或对人体造成不同程度的危害。

第一节　食品卫生标准

食品卫生标准（又称食品卫生质量标准）包括卫生指标、管理方法和检验方法，国家食品卫生标准由卫生部会同商业部、轻工业部等有关部提出，经国务院批准后由国家标准计量局发布，它们属于国家标准，全国各有关部门都应遵守执行。它们是食品卫生检验和质量评价的法律依据。新中国成立以来各级人民政府颁布了一些食品的卫生标准和管理条例，食品卫生标准体现党与国家对人民健康的关怀和预防为主的卫生方针，但在一定程度上受当时社会经济和人民生活水平的限制。食品卫生标准中的卫生指标分为三类：感官指标，如火腿的色泽，蛋的异味。理化指标，如有害污物重金属、农药、霉菌毒素等。细菌指标，如细菌总数，大肠菌群等。食品的感官指标反映食品的质量或表明可能有腐败变质，而感官性状不良本身使人对食品厌恶。食品的理化指标中毒物如重金属、农药本身直接对人体有害，故规定不得超过一定的具体数字。另一些理化指标标准如奶粉中的水分、酱中的食盐含量是商品质量要求，本身虽不直接影响健康，但可导致食品卫生质量降低。细菌指标中的细菌总数反映食品受一般微生物污染的程度，大肠菌群大量存在说明食品可能有肠道致病菌存在，这样的食品是不安全的。致病菌直接危害人体健康，有的在适宜条件下还能在食品中繁殖，所以食品不允许含有任何致病菌。

第二节　各类食品的卫生

食品应当具有食品本身所固有的营养价值；具有本身所固有的色、香、味、形等，感官性状良好；应当无毒、无害，食后对人体健康无任何不良影响。

一、谷类食品的卫生要求

（一）谷类食品的卫生问题

（1）霉菌及其毒素、工业“三废”和农药对食品的污染。

(2) 粮食中的有害种子。主要有麦翁仙籽、槐籽和毛果洋茉莉籽等。麦仙翁是我国东北多见的一年生石竹科植物。种子中含有毒皂甙,有溶血作用。槐籽系野生豆科植物厚果槐和狐尾槐的果实,含有槐籽的面粉略有苦味,粮食制品中槐籽含量达到2% ~6%时,即可引起急性中毒,主要表现为头昏、头痛、无力和呕吐,有时出现痉挛。有的国家规定粮食中槐籽含量不应超过0.04%。毛果洋茉莉为一年生野生植物,种子形圆、体小,含有洋茉莉碱和毛果洋茉莉碱。粮食中混有该种子时,有苦味。主要中毒症状为胸骨下部和上腹部疼痛;然后出现恶心、呕吐,体温正常或低热;1周后常出现肝肿大和巩膜黄染;2~3周后可出现腹水。有的国家规定面粉中洋茉莉籽含量不得超过0.002%。

(3) 粮食仓库害虫。世界上已发现的粮食仓储害虫有300多种,我国有50余种,如甲虫、螨类及蛾类。当库温达18℃ ~21℃和相对湿度达65%以上时,均易繁殖。防治仓储害虫的主要方法是:改善粮食加工、储存的卫生条件,加强运输工具的消毒处理;用氯化苦、溴甲烷、磷化氢、二氯化乙烯和二硫化碳等对粮食仓库进行熏蒸,以杀灭成虫和虫卵,使用时应注意熏蒸剂在粮食中的残留。

(二) 谷类的卫生要求

我国食品卫生标准对原粮有害物质容许量规定见表3-1。

表 3-1 原粮有害物质容许量

项　目	最大容许量(mg/kg)
马拉硫磷	8
氰化物(以 HCN 计)	5
氯化苦	2
二硫化碳	10
砷	0.7
汞:粮食(加工粮)	0.02
薯类(土豆、白薯)	0.01
六六六	0.3
滴滴涕	0.2
黄曲霉毒素	见第二章“食品污染及其预防”

二、豆类食品的卫生要求

豆类,特别是干豆类,有坚硬的外壳,一般不易被细菌、霉菌等污染。即使有污染,菌类也不易生长繁殖,比较容易保存。但在保存中应注意防止虫蛀。

三、蔬菜和水果的卫生要求

(一) 蔬菜和水果的卫生问题

1. 微生物和寄生虫卵对蔬菜栽培的污染

利用人畜粪、尿作肥料,蔬菜可被肠道致病菌和寄生虫卵污染。国内外都有因生吃蔬菜而引起肠道传染病和肠寄生虫病的报道。水果在收获、运输和销售过程中卫生管理不当,也可被肠道致病菌和寄生虫卵污染,一般表皮破损严重的水果大肠菌检出率高。所以,水果与肠道传染病的传播有密切关系。

2. 工业废水和生活污水的污染

用工业废水和生活污水灌溉菜田可增加肥源和水源,提高蔬菜产量;还可使污水在灌溉中得以净化,减少对水体的污染。但用未经无害化处理的工业废水和生活污水灌溉,可使蔬菜受到其中有害物质的污染。工业废水中的某些有害物质还可影响蔬菜的生长。

3. 蔬菜和水果中的农药残留

使用过农药的蔬菜和水果在收获后,常会有一定量农药残留,残留量大将对人体产生一定危害。

(二) 蔬菜和水果的卫生要求

1. 蔬菜和水果的清洗消毒

为了安全食用蔬菜,既要杀灭肠道致病菌和寄生虫卵,又要保护营养素,最好的方法是先在流水中冲洗,然后在沸水中进行极短时间的热烫。食用水果前也应彻底洗净,最好用沸水烫或消毒水浸泡后削皮再吃。为了防止污染,严禁将水果削皮切开出售。蔬菜和水果的消毒,必须考虑对人安全无害,不破坏营养素,效果可靠,方便使用,价格低廉。沸水消毒是简便、经济、效果最好的消毒方法。在实际应用时要预先洗净,否则将影响消毒效果;消毒时用沸水充分浸没,浸泡时间以30秒以上为宜。水果削皮也是一种办法。药物消毒的主要办法如下。

(1) 漂白粉溶液浸泡。由于漂白粉有效氯不稳定,消毒效果不易掌握。消毒后必须用凉开水冲洗。

(2) 用5%乳酸浸泡5分钟。但乳酸价格昂贵，不易推广。

(3) 0.3%氯亚明溶液浸泡5~7分钟。效果虽好，但价格较昂贵。

(4) 高锰酸钾溶液应用比较普遍，但效果不好，而且浸泡后须用清水冲洗。

2. 污水灌溉时的卫生要求

(1) 使用生活污水灌溉菜田前，应先经沉淀去除寄生虫卵，禁止使用未经处理的污水灌溉菜田。

(2) 防止污水直接接触蔬菜。对生食蔬菜应尽量采用地下灌溉方式。尽可能多种高架蔬菜，以及表面光滑的蔬菜，如茄子、辣椒，以减少污染。

(3) 在蔬菜收获前3~4周停止用污水灌溉菜田。

3. 蔬菜、水果卫生标准

我国食品卫生标准规定，蔬菜、水果中汞含量不得超过0.01 mg/kg；六六六不得超过0.2 mg/kg；DDT不得超过0.1 mg/kg。

四、肉类食品的卫生要求

（一）肉类食品的卫生问题

1. 腐败变质

肉类在生产加工和保藏过程中，如果卫生管理不当，往往会发生腐败变质。一般宰前不健康的畜肉较易腐败，因为健康畜肉的pH较低(pH 5.6~6.2)，具有一定的杀菌能力；

而病畜肉和过度疲劳的畜肉 pH 较高(pH 6.8~7.0),且在宰前即有细菌侵入,这种肉品不具有杀菌能力。由于细菌的生长繁殖,可使肉品迅速分解,引起腐败变质。已经腐败变质的肉品不能食用。

2. 常见人畜共患传染病

对人有传染性的牲畜疾病,称为人畜共患传染病,如炭疽、布氏杆菌病和口蹄疫等。有些牲畜疾病,如猪瘟、猪丹毒,虽不感染人,但当牲畜患病后,可继发沙门菌感染,可引起食物中毒。

(1) 炭疽　是对人畜危害最大的传染病,病原体是炭疽杆菌。炭疽杆菌在未形成芽孢前对外界环境的抵抗力很弱,55℃时经 10~15 分钟死亡;但形成芽孢后抵抗力增强,140℃时 3 分钟干热或 100℃蒸气加热 5 分钟,方能杀灭。在土壤中可存活 15 年以上。

炭疽主要是牛、羊和马等牲畜的传染病,猪一般患局部炭疽。人感染炭疽的主要方式是皮肤接触或空气吸入,被污染的食品也可使人感染胃肠型炭疽。炭疽杆菌为粗大的革兰氏阳性杆菌,呈竹节状,牲畜感染炭疽后,潜伏期为 1~5 天。患急性炭疽(电击型)的牲畜,突然发病,丧失知觉,摇晃倒卧,呼吸困难,突然鼻孔出血,血液凝固不全,呈暗黑色沥青样。猪的局部炭疽,主要病变为颌下淋巴结、咽喉淋巴结与肠系膜淋巴结剖面呈砖红色,肿胀变硬。宰前一般无症状。炭疽杆菌在空气中经 6 小时即可形成芽孢,因此发现炭疽后,必须在 6 小时内立即采取措施,进行隔离消毒。发现炭疽的饲养及屠宰场所及其设备必须用含 20% 有效氯的漂白粉澄清液进行消毒，也可用5%甲醛消毒。病畜应就地用氢氧化钠或5%甲醛消毒，不放血焚烧，整尸高温烧化或在2米以下深坑加生石灰掩埋。同群牲畜应立即用炭疽杆菌芽孢菌苗和免疫血清预防注射，并进行隔离观察。屠宰人员进行青霉素预防注射，并用2%来苏儿对手、衣服进行消毒。工具可用煮沸消毒。

(2) 鼻疽　是马、骡、驴比较多发的一种烈性传染病，人也可被感染。病原体为鼻疽杆菌，可经消化道、呼吸道及损伤的皮肤和结膜感染。患鼻疽病牲畜的尸体可见鼻腔、喉头和气管有粟粒状大小结节以及高低不平、边缘不齐的溃疡，肺、肝和脾有粟粒至豌豆大小的结节。尸体的处理同炭疽病。

(3) 口蹄疫　病原体为口蹄疫病毒。以牛、羊等偶蹄兽最易感染，猪和人也能感染此病。病畜主要表现是口角流涎呈线状，口腔黏膜、齿龈、舌面和鼻翼边缘出现水泡，水泡破裂后形成烂斑。猪的蹄冠、蹄叉也发生水泡，这是口蹄疫的典型体征。

尸体检验时，可见口蹄部位有病灶，胃肠有时呈现出血性炎症。牛、羊的胃黏膜有时出现水泡，偶尔还可见继发感染。心脂肪变性，呈虎纹状斑纹，心包上有出血点。凡患口蹄疫的牲畜，应立即屠宰，同群牲畜也应全部屠宰。体温升高的病畜肉、内脏应高温处理；体温正常的病畜体去骨后肉和内脏经煮熟后产酸，即在0℃48小时，或6℃30小时，或10℃～12℃24小时无害化处理后可以食用。屠宰场所、工具和衣服应进行消毒。

(4) 猪丹毒、猪瘟及猪出血性败血症　这是猪的三大常见传染病。猪丹毒可经皮肤传染给人;猪瘟和猪出血性败血症对人都不感染,但猪患上述病时,全身抵抗力下降,其肌肉和内脏往往伴有沙门菌继发感染,人可因食病畜肉引起沙门菌食物中毒。

3. 常见人畜寄生虫病

(1) 囊虫病　病原体在牛为无钩绦虫,在猪为有钩囊虫。牛、猪是绦虫的中间宿主,其幼虫在猪和牛肌肉组织内形成囊尾蚴。多寄生在舌肌、咬肌、臀肌、深腰肌和膈肌。肉眼可见白色、绿豆大小、半透明的水泡状包囊,包囊一端为乳白色不透明之头节。受感染的猪肉一般称为"米猪肉"。人食入未经煮熟含囊尾蚴的肉,即可感染绦虫病,并成为绦虫的终末宿主。病畜肉凡在 40 cm^2 肌肉上发现囊尾蚴少于 3 个,可用冷冻或盐腌法处理。凡在 40 cm^2 肌肉上发现 4 ~ 5 个囊尾蚴者,应采用高温处理。如在 40 cm^2 肌肉上发现 6 ~ 10 个囊尾蚴者,禁止作为食用,可作工业用或销毁。

(2) 旋毛虫病　病原体是旋毛虫,多寄生在猪、狗、猫、鼠等体内。主要寄生在膈肌、舌肌和心肌,而以膈肌最为常见。人吃未烧熟煮透的带有旋毛虫的病畜肉,经 1 周左右,幼虫即可发育成成虫,成虫在肠黏膜内寄生并可产生大量新幼虫。幼虫钻入肠壁经血液向肌肉移行时,患者逐渐出现恶心、呕吐、腹泻、高热、肌肉疼痛。如幼虫进入脑脊髓,还可引起脑膜炎症状。人患旋毛虫病在临床诊断和治疗上均较困难,故必须加强肉品卫生管理。可猪宰后取两侧膈肌角各一块,约 20 g 重,剪取米粒大小肉块 24 块,在低倍镜下观察,在

24 块切片中,如旋毛虫不超过 5 个,肉可经高温处理后食用,超过 5 个不能食用;脂肪和内脏无旋毛虫寄生,可供食用。

(3) 宰前死因不明的畜肉　首先应检查肉尸是否放过血,如放过血就是活宰肉;如未放过血则为死畜肉。死畜肉的特点是肉色暗红,肌肉毛细血管间淤血,切开肌肉,用刀背按压肌肉,暗紫色淤血由毛细血管溢出。死畜肉可来自病死、中毒或外伤等急性死亡牲畜。如为一般疟疾病或外伤死亡,又未发生腐败变质,经高温处理后可食用,内脏废弃;如为人畜共患疾病,则不得任意食用;死因不明的畜肉,一律不准食用。

(二) 肉类食品的卫生标准

在我国食品卫生标准中,对鲜猪肉、鲜羊肉、鲜牛肉、鲜兔肉以及各类肉制品均订有卫生标准。

五、水产食品的卫生要求

(一) 水产食品的卫生问题

1. 腐败变质

活鱼的肉一般是无菌的,但鱼的体表、鳃及肠道中都有一定量细菌。当鱼开始腐败时,体表黏液蛋白被细菌酶分解,呈现浑浊并有臭味;由于表皮结缔组织被分解,致使鱼鳞易于脱落;眼球周围组织被分解,使眼球下陷浑浊无光。在细菌作用下鳃由鲜红变成暗褐色并有臭味。因肠内细菌大量繁殖产气,使腹部膨胀,肛门膨出,放在水中鱼体上浮。细菌侵至脊柱使两侧大血管破裂,而使脊柱周围呈现红色。微生物再继续作用,可导致肌肉与鱼骨脱离。至此,鱼已达严重腐败阶段。腐败变质的鱼意味着有大量细菌繁殖,并有大量蛋白质分解产物，对健康有害，不得食用。

2. 寄生虫病

食用被寄生虫感染的水产品可引起寄生虫病。在我国主要有华枝睾吸虫（肝吸虫）及魏氏并殖吸虫（肺吸虫）两种。预防华枝睾吸虫应采取治疗病人、管理粪便、不用新鲜粪便喂鱼、不吃“鱼生粥”等综合措施。预防魏氏并殖吸虫病最好的方法是加强宣传，不吃生蟹、生泥螺，石蟹或虾要彻底煮熟方可食用。

3. 食物中毒

有些鱼类可引起食物中毒。

4. 工业废水污染

工业废水中的有害物质未经处理排入江河、湖泊，污染水体进而污染水产品，食用后可引起中毒。近年国外已有关于鱼类等水产品被放射性污染的报告，应引起重视。

（二）水产食品的卫生要求

我国食品卫生标准对各类水产食品均有规定。

在我国《水产品卫生管理办法》中对供食用的水产品还规定：黄鳝、甲鱼、乌龟、河蟹、青蟹、小蟹、各种贝类，已死亡者均不得销售和加工。含有自然毒素的水产品，鲨鱼、鲅鱼、旗鱼等必须除去肝脏；鳇鱼应去除肝、卵；河豚鱼有剧毒，不得流入市场。凡青皮红肉的鱼类如鲣鱼、鲐鱼等易分解产生大量组胺，出售时必须注意鲜度质量。凡因化学物质中毒致死的水产品均不得供食用。

六、蛋类食品的卫生要求

鲜蛋的主要卫生问题是沙门菌污染及微生物污染引起的腐败变质。禽蛋往往带有沙门菌，蛋壳表面受沙门菌污染比较严重。在一定条件下蛋内也会受到污染，其他微生物（细菌、霉菌）也可通过蛋壳上的微孔进入禽蛋内与禽蛋内的酶一起分解蛋内容物而引起腐败变质。禽蛋内通常有少量细菌，特别是受精卵细菌可随精液带入，但新鲜蛋清中有杀菌素，有杀菌作用。如在较高气温下存放，则很快失去杀菌作用。禽蛋类的另一个卫生问题是农药残留问题。特别是有机氯性质稳定，不易降解，可通过食物链使禽蛋中有大量残留。我国食品卫生标准规定禽蛋中汞含量不得超过0.05 mg/kg，六六六和DDT不得超过1 mg/kg。

七、奶类食品的卫生要求

（一）奶类食品的卫生问题

奶类食品的主要卫生问题是微生物污染。在一般情况下，初挤出的奶中存在的微生物可能有细球菌、八联球菌、荧光杆菌、酵母菌和霉菌；如果卫生条件不好，还会有枯草杆菌、链球菌、大肠杆菌、产气杆菌等。这些微生物主要来源于乳房、空气和水，故在较理想的条件下挤奶也不会是无菌的，但刚挤出的奶中含有一种抑菌物—溶菌酶，所以，刚挤出的奶中微生物的数量不是逐渐增多，而是逐渐减少。生奶制菌作用保持时间与细菌数量和放置温度有关，当奶中细菌数量少，放置环境气温低，制菌作用保持时间就长，反之就短。一般生奶的制菌作用在0℃可保持48小时,5℃时可保持36小时,10℃时保持24小时,25℃时保持6小时,而在30℃时仅能保持3小时。因此,奶挤出后应及时冷却,否则微生物就会大量繁殖,以致使奶腐败变质。

(二) 奶类的卫生标准

我国食品卫生标准规定,消毒牛奶的卫生标准如下:

(1) 感官指标　呈乳白色或稍带微黄色的均匀胶态液体,无沉淀,无凝块,无杂质,且有消毒牛奶固有的香味和滋味,无异味。

(2) 理化指标　比重1.028～1.032。脂肪(%)不得低于3.00,酸度(°T)不得超过18,汞(mg/kg)不得超过0.01,六六六(mg/kg)不得超过0.1,DDT(mg/kg)不得超过0.1。

(3) 细菌指标　细菌总数(每毫升中菌数)不得超过30 000,大肠菌群(每百毫升中最近似数)不得超过40,致病菌不得检出。致病菌系指肠道致病性球菌。至于检验何种细菌,则可根据具体情况而定。

八、冷饮食品的卫生要求

冷饮食品的主要卫生问题是微生物和有害化学物质污染。被细菌污染主要是适于细菌繁殖的原料。因此,一般在加热前污染比较严重,熬料后细菌显著减少;在制作过程中,随着操作工序的增多,污染又会增加。细菌污染可来自空气中杂菌的自然降落,使用不清洁的用具和容器,制作过程中个人卫生较差和手的消毒不彻底等。此外,销售过程也是极易被污染的一个环节。

有害化学物质主要来自所使用的食品添加剂，如食用色素、食用香料、食用酸、人工甜味剂和防腐剂等，如产品质量不合格，就可能造成对冷饮食品的污染。另外，在含酸较高的冷饮食品中有从模具或容器上溶出有害金属的可能。因此，对冷饮食品的卫生管理，一是要管好原料，所使用的原料必须要符合卫生要求；二是要管好生产过程，这是减少细菌污染和保证产品卫生质量的关键；三是管好销售网点；四是严格执行产品检验制度。

我国冷饮食品卫生标准为：产品应具有该物的纯净色泽、滋味，不得有异味、异臭和外来夹杂物，此外还要符合理化指标和细菌指标。

九、罐头食品的卫生要求

罐头食品的主要卫生问题是有害金属污染。我国对于罐头食品内容物中重金属含量的规定如下：锡 <200mg/kg，铅 <3mg/kg，铜 <10mg/kg。

第三节 食品卫生质量检验

食品卫生质量检验的任务是：经常或根据特殊需要确定食品中是否存在有害因素，阐明有害因素的性质、来源、作用和危害，并根据检验结果作出“可食”、“条件可食”、“不可食”的结论。通过食品卫生质量鉴定，可确保食用者的安全，减少食品资源的浪费,明确食品卫生质量下降的原因和责任,促进食品卫生工作水平的提高。

一、感官检验

即通过感觉器官对食品的色、香、味、外观、质量等状态进行检查。感官检验常能发现极为微细的卫生质量变化。

感官检验,一般应在现场进行。检查中应注意如下要求:检查颜色时,要有充足的自然光线,最好不在灯光下进行。检查气味时,要由弱到强,逐次进行。如发现有缺陷,应休息一段时间后再进行检查,防止嗅觉疲劳后出现假象。如环境温度过低,可适当加温,或取少量样品在手上摩擦,以增强气味的挥发。在进行味觉检查时,也应由弱到强逐次进行,每次检查后漱口,对可能有剧毒或感染的食品,则不应入口。为弥补感官检查的主观性,应由数人同时进行,最好由一名不参与检查判定人员将样品编成密码,不记名累计综合检查结果。

二、理化检验

利用常规理化方法检验一般污染物,我国已有统一方法。但有些食品受到某些意外污染,如粮食在运输中受某些化工原料污染。这种污染偶然性很大,一般无常规检验方法和卫生标准可参考。在这种情况下,可通过现场调查或资料查询,初步确定污染物后,可先收集污染物样品,进行专项研究。

三、微生物学检验

利用常规细菌培养方法，检验抽样食品中细菌总数、大肠菌群、有害致病菌，了解食品污染情况，与卫生标准比较，判定食品的清洁度。

四、简易动物试验

所用的动物以能立即取得结果为原则。如鼠、猫、狗、鸡、猪、兔、鱼、蛙等均可使用。如有选择余地时，则以杂食类大动物为好。如条件许可，动物数目可尽量多些；如限于条件，小动物3只，大动物1～2只也可，但必须设对照。给予可疑物质的途径应尽量采用经口方法。如不适于经口时，也可用腹腔注射，应避免采用可能破坏可疑物质的处理，如煮沸等。给予剂量应为动物可以耐受的最大剂量，或相当于中毒人员的可能摄取量的100倍（按每千克体重计算）。可疑物给予后，要注意观察动物在24小时内的反应，特别是12小时内的反应；还要注意观察相当于人体中毒潜伏期内所发生的反应。不论动物反应情况如何，都应连续观察3天。经过以上检验，对食品卫生作出鉴定结论和提出食品处理建议。建议分为：

1. 属于正常食品

即符合食品卫生质量标准，可以食用。

2. 条件可食食品

即须经一定方法处理或在一定浓度下可以食用。例如，对人没有严重威胁的病畜肉，经高温无害化处理后可以食用;有些食品中某些有害物质含量已达到最高容许含量或略有超过,如掺入大量正常食品将有害物质稀释,使浓度降至容许含量以下,也可供食用。但此种有害物质必须无明显蓄积毒性,而且该项食品可在短期内消费完毕,不存在慢性毒性问题。

3. 禁止食用食品

这类食品对人体有明显的危害,应销毁或作工业用。在食品卫生质量鉴定过程中,如发现某些污染食品对人健康已造成明显的危害,除认真处理剩余食品外,卫生部门应根据《食品卫生法》以及有关卫生制度,建议相关部门追查生产、销售部门以及有关人员的责任,并进行适当处理。

附录 《中华人民共和国食品安全法》

（2009 年 2 月 28 日第十一届全国人民代表大会常务委员会第七次会议通过）

第一章 总 则

第一条 为保证食品安全，保障公众身体健康和生命安全，制定本法。

第二条 在中华人民共和国境内从事下列活动，应当遵守本法：

（一）食品生产和加工（以下称食品生产），食品流通和餐饮服务（以下称食品经营）；

（二）食品添加剂的生产经营；

（三）用于食品的包装材料、容器、洗涤剂、消毒剂和用于食品生产经营的工具、设备（以下称食品相关产品）的生产经营；

（四）食品生产经营者使用食品添加剂、食品相关产品；

（五）对食品、食品添加剂和食品相关产品的安全管理。

供食用的源于农业的初级产品（以下称食用农产品）的

质量安全管理，遵守《中华人民共和国农产品质量安全法》的规定。但是，制定有关食用农产品的质量安全标准、公布食用农产品安全有关信息，应当遵守本法的有关规定。

第三条 食品生产经营者应当依照法律、法规和食品安全标准从事生产经营活动，对社会和公众负责，保证食品安全，接受社会监督，承担社会责任。

第四条 国务院设立食品安全委员会，其工作职责由国务院规定。

国务院卫生行政部门承担食品安全综合协调职责，负责食品安全风险评估、食品安全标准制定、食品安全信息公布、食品检验机构的资质认定条件和检验规范的制定，组织查处食品安全重大事故。

国务院质量监督、工商行政管理和国家食品药品监督管理部门依照本法和国务院规定的职责，分别对食品生产、食品流通、餐饮服务活动实施监督管理。

第五条 县级以上地方人民政府统一负责、领导、组织、协调本行政区域的食品安全监督管理工作，建立健全食品安全全程监督管理的工作机制；统一领导、指挥食品安全突发事件应对工作；完善、落实食品安全监督管理责任制，对食品安全监督管理部门进行评议、考核。

县级以上地方人民政府依照本法和国务院的规定确定本级卫生行政、农业行政、质量监督、工商行政管理、食品药品监督管理部门的食品安全监督管理职责。有关部门在各自职责范围内负责本行政区域的食品安全监督管理工作。

上级人民政府所属部门在下级行政区域设置的机构应

当在所在地人民政府的统一组织、协调下，依法做好食品安全监督管理工作。

第六条 县级以上卫生行政、农业行政、质量监督、工商行政管理、食品药品监督管理部门应当加强沟通、密切配合，按照各自职责分工，依法行使职权，承担责任。

第七条 食品行业协会应当加强行业自律，引导食品生产经营者依法生产经营，推动行业诚信建设，宣传、普及食品安全知识。

第八条 国家鼓励社会团体、基层群众性自治组织开展食品安全法律、法规以及食品安全标准和知识的普及工作，倡导健康的饮食方式，增强消费者食品安全意识和自我保护能力。

新闻媒体应当开展食品安全法律、法规以及食品安全标准和知识的公益宣传，并对违反本法的行为进行舆论监督。

第九条 国家鼓励和支持开展与食品安全有关的基础研究和应用研究，鼓励和支持食品生产经营者为提高食品安全水平采用先进技术和先进管理规范。

第十条 任何组织或者个人有权举报食品生产经营中违反本法的行为，有权向有关部门了解食品安全信息，对食品安全监督管理工作提出意见和建议。

第二章 食品安全风险监测和评估

第十一条 国家建立食品安全风险监测制度，对食源性疾病、食品污染以及食品中的有害因素进行监测。

国务院卫生行政部门会同国务院有关部门制定、实施国家食品安全风险监测计划。省、自治区、直辖市人民政府卫生行政部门根据国家食品安全风险监测计划，结合本行政区域的具体情况，组织制定、实施本行政区域的食品安全风险监测方案。

第十二条 国务院农业行政、质量监督、工商行政管理和国家食品药品监督管理等有关部门获知有关食品安全风险信息后，应当立即向国务院卫生行政部门通报。国务院卫生行政部门会同有关部门对信息核实后，应当及时调整食品安全风险监测计划。

第十三条 国家建立食品安全风险评估制度，对食品、食品添加剂中生物性、化学性和物理性危害进行风险评估。

国务院卫生行政部门负责组织食品安全风险评估工作，成立由医学、农业、食品、营养等方面的专家组成的食品安全风险评估专家委员会进行食品安全风险评估。

对农药、肥料、生长调节剂、兽药、饲料和饲料添加剂等的安全性评估，应当有食品安全风险评估专家委员会的专家参加。

食品安全风险评估应当运用科学方法，根据食品安全风险监测信息、科学数据以及其他有关信息进行。

第十四条 国务院卫生行政部门通过食品安全风险监测或者接到举报发现食品可能存在安全隐患的，应当立即组织进行检验和食品安全风险评估。

第十五条 国务院农业行政、质量监督、工商行政管理和国家食品药品监督管理等有关部门应当向国务院卫生行政部门提出食品安全风险评估的建议，并提供有关信息和资料。

国务院卫生行政部门应当及时向国务院有关部门通报食品安全风险评估的结果。

第十六条 食品安全风险评估结果是制定、修订食品安全标准和对食品安全实施监督管理的科学依据。

食品安全风险评估结果得出食品不安全结论的，国务院质量监督、工商行政管理和国家食品药品监督管理部门应当依据各自职责立即采取相应措施，确保该食品停止生产经营，并告知消费者停止食用；需要制定、修订相关食品安全国家标准的，国务院卫生行政部门应当立即制定、修订。

第十七条 国务院卫生行政部门应当会同国务院有关部门，根据食品安全风险评估结果、食品安全监督管理信息，对食品安全状况进行综合分析。对经综合分析表明可能具有较高程度安全风险的食品，国务院卫生行政部门应当及时提出食品安全风险警示，并予以公布。

第三章 食品安全标准

第十八条 制定食品安全标准，应当以保障公众身体健康为宗旨，做到科学合理、安全可靠。

第十九条 食品安全标准是强制执行的标准。除食品安全标准外，不得制定其他的食品强制性标准。

第二十条 食品安全标准应当包括下列内容：

（一）食品、食品相关产品中的致病性微生物、农药残留、兽药残留、重金属、污染物质以及其他危害人体健康物质的限量规定；

（二）食品添加剂的品种、使用范围、用量；

（三）专供婴幼儿和其他特定人群的主辅食品的营养成分要求；

（四）对与食品安全、营养有关的标签、标识、说明书的要求；

（五）食品生产经营过程的卫生要求；

（六）与食品安全有关的质量要求；

（七）食品检验方法与规程；

（八）其他需要制定为食品安全标准的内容。

第二十一条 食品安全国家标准由国务院卫生行政部门负责制定、公布，国务院标准化行政部门提供国家标准编号。

食品中农药残留、兽药残留的限量规定及其检验方法与规程由国务院卫生行政部门、国务院农业行政部门制定。

屠宰畜、禽的检验规程由国务院有关主管部门会同国务院卫生行政部门制定。

有关产品国家标准涉及食品安全国家标准规定内容的，应当与食品安全国家标准相一致。

第二十二条 国务院卫生行政部门应当对现行的食用农产品质量安全标准、食品卫生标准、食品质量标准和有关食品的行业标准中强制执行的标准予以整合，统一公布为食品安全国家标准。

本法规定的食品安全国家标准公布前，食品生产经营者应当按照现行食用农产品质量安全标准、食品卫生标准、食品质量标准和有关食品的行业标准生产经营食品。

第二十三条 食品安全国家标准应当经食品安全国家标准审评委员会审查通过。食品安全国家标准审评委员会由医学、农业、食品、营养等方面的专家以及国务院有关部门的代表组成。

制定食品安全国家标准，应当依据食品安全风险评估结果并充分考虑食用农产品质量安全风险评估结果，参照相关的国际标准和国际食品安全风险评估结果，并广泛听取食品生产经营者和消费者的意见。

第二十四条 没有食品安全国家标准的，可以制定食品安全地方标准。

省、自治区、直辖市人民政府卫生行政部门组织制定食品安全地方标准，应当参照执行本法有关食品安全国家标准制定的规定，并报国务院卫生行政部门备案。

第二十五条 企业生产的食品没有食品安全国家标准或者地方标准的，应当制定企业标准，作为组织生产的依据。国家鼓励食品生产企业制定严于食品安全国家标准或者地方标准的企业标准。企业标准应当报省级卫生行政部门备案，在本企业内部适用。

第二十六条 食品安全标准应当供公众免费查阅。

第四章 食品生产经营

第二十七条 食品生产经营应当符合食品安全标准，并符合下列要求：

（一）具有与生产经营的食品品种、数量相适应的食品原料处理和食品加工、包装、贮存等场所，保持该场所环境整

洁,并与有毒、有害场所以及其他污染源保持规定的距离;

(二)具有与生产经营的食品品种、数量相适应的生产经营设备或者设施,有相应的消毒、更衣、盥洗、采光、照明、通风、防腐、防尘、防蝇、防鼠、防虫、洗涤以及处理废水、存放垃圾和废弃物的设备或者设施;

(三)有食品安全专业技术人员、管理人员和保证食品安全的规章制度;

(四)具有合理的设备布局和工艺流程,防止待加工食品与直接入口食品、原料与成品交叉污染,避免食品接触有毒物、不洁物;

(五)餐具、饮具和盛放直接入口食品的容器,使用前应当洗净、消毒,炊具、用具用后应当洗净,保持清洁;

(六)贮存、运输和装卸食品的容器、工具和设备应当安全、无害,保持清洁,防止食品污染,并符合保证食品安全所需的温度等特殊要求,不得将食品与有毒、有害物品一同运输;

(七)直接入口的食品应当有小包装或者使用无毒、清洁的包装材料、餐具;

(八)食品生产经营人员应当保持个人卫生,生产经营食品时,应当将手洗净,穿戴清洁的工作衣、帽;销售无包装的直接入口食品时,应当使用无毒、清洁的售货工具;

(九)用水应当符合国家规定的生活饮用水卫生标准;

(十)使用的洗涤剂、消毒剂应当对人体安全、无害;

(十一)法律、法规规定的其他要求。

第二十八条 禁止生产经营下列食品:

（一）用非食品原料生产的食品或者添加食品添加剂以外的化学物质和其他可能危害人体健康物质的食品，或者用回收食品作为原料生产的食品；

（二）致病性微生物、农药残留、兽药残留、重金属、污染物质以及其他危害人体健康的物质含量超过食品安全标准限量的食品；

（三）营养成分不符合食品安全标准的专供婴幼儿和其他特定人群的主辅食品；

（四）腐败变质、油脂酸败、霉变生虫、污秽不洁、混有异物、掺假掺杂或者感官性状异常的食品；

（五）病死、毒死或者死因不明的禽、畜、兽、水产动物肉类及其制品；

（六）未经动物卫生监督机构检疫或者检疫不合格的肉类，或者未经检验或者检验不合格的肉类制品；

（七）被包装材料、容器、运输工具等污染的食品；

（八）超过保质期的食品；

（九）无标签的预包装食品；

（十）国家为防病等特殊需要明令禁止生产经营的食品；

（十一）其他不符合食品安全标准或者要求的食品。

第二十九条 国家对食品生产经营实行许可制度。从事食品生产、食品流通、餐饮服务，应当依法取得食品生产许可、食品流通许可、餐饮服务许可。

取得食品生产许可的食品生产者在其生产场所销售其生产的食品，不需要取得食品流通的许可；取得餐饮服务许可的餐饮服务提供者在其餐饮服务场所出售其制作加工的食品,不需要取得食品生产和流通的许可;农民个人销售其自产的食用农产品,不需要取得食品流通的许可。

食品生产加工小作坊和食品摊贩从事食品生产经营活动,应当符合本法规定的与其生产经营规模、条件相适应的食品安全要求,保证所生产经营的食品卫生、无毒、无害,有关部门应当对其加强监督管理,具体管理办法由省、自治区、直辖市人民代表大会常务委员会依照本法制定。

第三十条 县级以上地方人民政府鼓励食品生产加工小作坊改进生产条件;鼓励食品摊贩进入集中交易市场、店铺等固定场所经营。

第三十一条 县级以上质量监督、工商行政管理、食品药品监督管理部门应当依照《中华人民共和国行政许可法》的规定,审核申请人提交的本法第二十七条第一项至第四项规定要求的相关资料,必要时对申请人的生产经营场所进行现场核查;对符合规定条件的,决定准予许可;对不符合规定条件的,决定不予许可并书面说明理由。

第三十二条 食品生产经营企业应当建立健全本单位的食品安全管理制度,加强对职工食品安全知识的培训,配备专职或者兼职食品安全管理人员,做好对所生产经营食品的检验工作,依法从事食品生产经营活动。

第三十三条 国家鼓励食品生产经营企业符合良好生产规范要求,实施危害分析与关键控制点体系,提高食品安全管理水平。

对通过良好生产规范、危害分析与关键控制点体系认证的食品生产经营企业，认证机构应当依法实施跟踪调查；对不再符合认证要求的企业，应当依法撤销认证，及时向有关质量监督、工商行政管理、食品药品监督管理部门通报，并向社会公布。认证机构实施跟踪调查不收取任何费用。

第三十四条 食品生产经营者应当建立并执行从业人员健康管理制度。患有痢疾、伤寒、病毒性肝炎等消化道传染病的人员，以及患有活动性肺结核、化脓性或者渗出性皮肤病等有碍食品安全的疾病的人员，不得从事接触直接入口食品的工作。

食品生产经营人员每年应当进行健康检查，取得健康证明后方可参加工作。

第三十五条 食用农产品生产者应当依照食品安全标准和国家有关规定使用农药、肥料、生长调节剂、兽药、饲料和饲料添加剂等农业投入品。食用农产品的生产企业和农民专业合作经济组织应当建立食用农产品生产记录制度。

县级以上农业行政部门应当加强对农业投入品使用的管理和指导，建立健全农业投入品的安全使用制度。

第三十六条 食品生产者采购食品原料、食品添加剂、食品相关产品，应当查验供货者的许可证和产品合格证明文件；对无法提供合格证明文件的食品原料，应当依照食品安全标准进行检验；不得采购或者使用不符合食品安全标准的食品原料、食品添加剂、食品相关产品。

食品生产企业应当建立食品原料、食品添加剂、食品相关产品进货查验记录制度，如实记录食品原料、食品添加剂、食品相关产品的名称、规格、数量、供货者名称及联系方式、进货日期等内容。

食品原料、食品添加剂、食品相关产品进货查验记录应当真实，保存期限不得少于二年。

第三十七条 食品生产企业应当建立食品出厂检验记录制度，查验出厂食品的检验合格证和安全状况，并如实记录食品的名称、规格、数量、生产日期、生产批号、检验合格证号、购货者名称及联系方式、销售日期等内容。

食品出厂检验记录应当真实，保存期限不得少于二年。

第三十八条 食品、食品添加剂和食品相关产品的生产者，应当依照食品安全标准对所生产的食品、食品添加剂和食品相关产品进行检验，检验合格后方可出厂或者销售。

第三十九条 食品经营者采购食品，应当查验供货者的许可证和食品合格的证明文件。

食品经营企业应当建立食品进货查验记录制度，如实记录食品的名称、规格、数量、生产批号、保质期、供货者名称及联系方式、进货日期等内容。

食品进货查验记录应当真实，保存期限不得少于二年。

实行统一配送经营方式的食品经营企业，可以由企业总部统一查验供货者的许可证和食品合格的证明文件，进行食品进货查验记录。

第四十条 食品经营者应当按照保证食品安全的要求贮存食品，定期检查库存食品，及时清理变质或者超过保质期的食品。

第四十一条 食品经营者贮存散装食品，应当在贮存位置标明食品的名称、生产日期、保质期、生产者名称及联系方式等内容。

食品经营者销售散装食品，应当在散装食品的容器、外包装上标明食品的名称、生产日期、保质期、生产经营者名称及联系方式等内容。

第四十二条 预包装食品的包装上应当有标签。标签应当标明下列事项：

（一）名称、规格、净含量、生产日期；

（二）成分或者配料表；

（三）生产者的名称、地址、联系方式；

（四）保质期；

（五）产品标准代号；

（六）贮存条件；

（七）所使用的食品添加剂在国家标准中的通用名称；

（八）生产许可证编号；

（九）法律、法规或者食品安全标准规定必须标明的其他事项。

专供婴幼儿和其他特定人群的主辅食品，其标签还应当标明主要营养成分及其含量。

第四十三条 国家对食品添加剂的生产实行许可制度。申请食品添加剂生产许可的条件、程序，按照国家有关工业产品生产许可证管理的规定执行。

第四十四条 申请利用新的食品原料从事食品生产或者从事食品添加剂新品种、食品相关产品新品种生产活动的单位或者个人，应当向国务院卫生行政部门提交相关产品的安全性评估材料。国务院卫生行政部门应当自收到申请之日起六十日内组织对相关产品的安全性评估材料进行审查；对符合食品安全要求的，依法决定准予许可并予以公布；对不符合食品安全要求的，决定不予许可并书面说明理由。

第四十五条 食品添加剂应当在技术上确有必要且经过风险评估证明安全可靠，方可列入允许使用的范围。国务院卫生行政部门应当根据技术必要性和食品安全风险评估结果，及时对食品添加剂的品种、使用范围、用量的标准进行修订。

第四十六条 食品生产者应当依照食品安全标准关于食品添加剂的品种、使用范围、用量的规定使用食品添加剂；不得在食品生产中使用食品添加剂以外的化学物质和其他可能危害人体健康的物质。

第四十七条 食品添加剂应当有标签、说明书和包装。标签、说明书应当载明本法第四十二条第一款第一项至第六项、第八项、第九项规定的事项，以及食品添加剂的使用范围、用量、使用方法，并在标签上载明“食品添加剂”字样。

第四十八条 食品和食品添加剂的标签、说明书，不得含有虚假、夸大的内容，不得涉及疾病预防、治疗功能。生产者对标签、说明书上所载明的内容负责。

食品和食品添加剂的标签、说明书应当清楚、明显，容易辨识。

食品和食品添加剂与其标签、说明书所载明的内容不符的，不得上市销售。

第四十九条 食品经营者应当按照食品标签标示的警示标志、警示说明或者注意事项的要求，销售预包装食品。

第五十条 生产经营的食品中不得添加药品，但是可以添加按照传统既是食品又是中药材的物质。按照传统既是食品又是中药材的物质的目录由国务院卫生行政部门制定、公布。

第五十一条 国家对声称具有特定保健功能的食品实行严格监管。有关监督管理部门应当依法履职，承担责任。具体管理办法由国务院规定。

声称具有特定保健功能的食品不得对人体产生急性、亚急性或者慢性危害，其标签、说明书不得涉及疾病预防、治疗功能，内容必须真实，应当载明适宜人群、不适宜人群、功效成分或者标志性成分及其含量等；产品的功能和成分必须与标签、说明书相一致。

第五十二条 集中交易市场的开办者、柜台出租者和展销会举办者，应当审查入场食品经营者的许可证，明确入场食品经营者的食品安全管理责任，定期对入场食品经营者的经营环境和条件进行检查，发现食品经营者有违反本法规定的行为的，应当及时制止并立即报告所在地县级工商行政管理部门或者食品药品监督管理部门。

集中交易市场的开办者、柜台出租者和展销会举办者未履行前款规定义务，本市场发生食品安全事故的，应当承担连带责任。

第五十三条 国家建立食品召回制度。食品生产者发现其生产的食品不符合食品安全标准，应当立即停止生产，召回已经上市销售的食品，通知相关生产经营者和消费者，并记录召回和通知情况。

食品经营者发现其经营的食品不符合食品安全标准，应当立即停止经营，通知相关生产经营者和消费者，并记录停止经营和通知情况。食品生产者认为应当召回的，应当立即召回。

食品生产者应当对召回的食品采取补救、无害化处理、销毁等措施，并将食品召回和处理情况向县级以上质量监督部门报告。

食品生产经营者未依照本条规定召回或者停止经营不符合食品安全标准的食品的，县级以上质量监督、工商行政管理、食品药品监督管理部门可以责令其召回或者停止经营。

第五十四条　食品广告的内容应当真实合法，不得含有虚假、夸大的内容，不得涉及疾病预防、治疗功能。

食品安全监督管理部门或者承担食品检验职责的机构、食品行业协会、消费者协会不得以广告或者其他形式向消费者推荐食品。

第五十五条　社会团体或者其他组织、个人在虚假广告中向消费者推荐食品，使消费者的合法权益受到损害的，与食品生产经营者承担连带责任。

第五十六条　地方各级人民政府鼓励食品规模化生产和连锁经营、配送。

第五章　食品检验

第五十七条　食品检验机构按照国家有关认证认可的规定取得资质认定后，方可从事食品检验活动。但是，法律另有规定的除外。

食品检验机构的资质认定条件和检验规范，由国务院卫生行政部门规定。

本法施行前经国务院有关主管部门批准设立或者经依法认定的食品检验机构，可以依照本法继续从事食品检验活动。

第五十八条 食品检验由食品检验机构指定的检验人独立进行。

检验人应当依照有关法律、法规的规定，并依照食品安全标准和检验规范对食品进行检验，尊重科学，恪守职业道德，保证出具的检验数据和结论客观、公正，不得出具虚假的检验报告。

第五十九条 食品检验实行食品检验机构与检验人负责制。食品检验报告应当加盖食品检验机构公章，并有检验人的签名或者盖章。食品检验机构和检验人对出具的食品检验报告负责。

第六十条 食品安全监督管理部门对食品不得实施免检。

县级以上质量监督、工商行政管理、食品药品监督管理部门应当对食品进行定期或者不定期的抽样检验。进行抽样检验，应当购买抽取的样品，不收取检验费和其他任何费用。

县级以上质量监督、工商行政管理、食品药品监督管理部门在执法工作中需要对食品进行检验的，应当委托符合本法规定的食品检验机构进行，并支付相关费用。对检验结论有异议的，可以依法进行复检。

第六十一条 食品生产经营企业可以自行对所生产的食品进行检验，也可以委托符合本法规定的食品检验机构进行检验。

食品行业协会等组织、消费者需要委托食品检验机构对食品进行检验的，应当委托符合本法规定的食品检验机构进行。

第六章 食品进出口

第六十二条 进口的食品、食品添加剂以及食品相关产品应当符合我国食品安全国家标准。

进口的食品应当经出入境检验检疫机构检验合格后，海关凭出入境检验检疫机构签发的通关证明放行。

第六十三条 进口尚无食品安全国家标准的食品，或者首次进口食品添加剂新品种、食品相关产品新品种，进口商应当向国务院卫生行政部门提出申请并提交相关的安全性评估材料。国务院卫生行政部门依照本法第四十四条的规定作出是否准予许可的决定，并及时制定相应的食品安全国家标准。

第六十四条 境外发生的食品安全事件可能对我国境内造成影响，或者在进口食品中发现严重食品安全问题的，国家出入境检验检疫部门应当及时采取风险预警或者控制措施，并向国务院卫生行政、农业行政、工商行政管理和国家食品药品监督管理部门通报。接到通报的部门应当及时采取相应措施。

第六十五条 向我国境内出口食品的出口商或者代理商应当向国家出入境检验检疫部门备案。向我国境内出口食品的境外食品生产企业应当经国家出入境检验检疫部门注册。

国家出入境检验检疫部门应当定期公布已经备案的出口商、代理商和已经注册的境外食品生产企业名单。

第六十六条 进口的预包装食品应当有中文标签、中文说明书。标签、说明书应当符合本法以及我国其他有关法律、行政法规的规定和食品安全国家标准的要求，载明食品的原产地以及境内代理商的名称、地址、联系方式。预包装食品没有中文标签、中文说明书或者标签、说明书不符合本条规定的，不得进口。

第六十七条 进口商应当建立食品进口和销售记录制度，如实记录食品的名称、规格、数量、生产日期、生产或者进口批号、保质期、出口商和购货者名称及联系方式、交货日期等内容。

食品进口和销售记录应当真实，保存期限不得少于二年。

第六十八条 出口的食品由出入境检验检疫机构进行监督、抽检，海关凭出入境检验检疫机构签发的通关证明放行。

出口食品生产企业和出口食品原料种植、养殖场应当向国家出入境检验检疫部门备案。

第六十九条 国家出入境检验检疫部门应当收集、汇总进出口食品安全信息，并及时通报相关部门、机构和企业。

国家出入境检验检疫部门应当建立进出口食品的进口商、出口商和出口食品生产企业的信誉记录，并予以公布。对有不良记录的进口商、出口商和出口食品生产企业，应当加强对其进出口食品的检验检疫。

第七章　食品安全事故处置

第七十条　国务院组织制定国家食品安全事故应急预案。

县级以上地方人民政府应当根据有关法律、法规的规定和上级人民政府的食品安全事故应急预案以及本地区的实际情况，制定本行政区域的食品安全事故应急预案，并报上一级人民政府备案。

食品生产经营企业应当制定食品安全事故处置方案，定期检查本企业各项食品安全防范措施的落实情况，及时消除食品安全事故隐患。

第七十一条　发生食品安全事故的单位应当立即予以处置，防止事故扩大。事故发生单位和接收病人进行治疗的单位应当及时向事故发生地县级卫生行政部门报告。

农业行政、质量监督、工商行政管理、食品药品监督管理部门在日常监督管理中发现食品安全事故，或者接到有关食品安全事故的举报，应当立即向卫生行政部门通报。

发生重大食品安全事故的，接到报告的县级卫生行政部门应当按照规定向本级人民政府和上级人民政府卫生行政部门报告。县级人民政府和上级人民政府卫生行政部门应当按照规定上报。

任何单位或者个人不得对食品安全事故隐瞒、谎报、缓报，不得毁灭有关证据。

第七十二条 县级以上卫生行政部门接到食品安全事故的报告后，应当立即会同有关农业行政、质量监督、工商行政管理、食品药品监督管理部门进行调查处理，并采取下列措施，防止或者减轻社会危害：

（一）开展应急救援工作，对因食品安全事故导致人身伤害的人员，卫生行政部门应当立即组织救治；

（二）封存可能导致食品安全事故的食品及其原料，并立即进行检验；对确认属于被污染的食品及其原料，责令食品生产经营者依照本法第五十三条的规定予以召回、停止经营并销毁；

（三）封存被污染的食品用工具及用具，并责令进行清洗消毒；

（四）做好信息发布工作，依法对食品安全事故及其处理情况进行发布，并对可能产生的危害加以解释、说明。

发生重大食品安全事故的，县级以上人民政府应当立即成立食品安全事故处置指挥机构，启动应急预案，依照前款规定进行处置。

第七十三条 发生重大食品安全事故，设区的市级以上人民政府卫生行政部门应当立即会同有关部门进行事故责任调查，督促有关部门履行职责，向本级人民政府提出事故责任调查处理报告。

重大食品安全事故涉及两个以上省、自治区、直辖市的，由国务院卫生行政部门依照前款规定组织事故责任调查。

第七十四条 发生食品安全事故，县级以上疾病预防控制机构应当协助卫生行政部门和有关部门对事故现场进行卫生处理，并对与食品安全事故有关的因素开展流行病学调查。

第七十五条 调查食品安全事故，除了查明事故单位的责任，还应当查明负有监督管理和认证职责的监督管理部门、认证机构的工作人员失职、渎职情况。

第八章 监督管理

第七十六条 县级以上地方人民政府组织本级卫生行政、农业行政、质量监督、工商行政管理、食品药品监督管理部门制定本行政区域的食品安全年度监督管理计划，并按照年度计划组织开展工作。

第七十七条 县级以上质量监督、工商行政管理、食品药品监督管理部门履行各自食品安全监督管理职责，有权采取下列措施：

（一）进入生产经营场所实施现场检查；

（二）对生产经营的食品进行抽样检验；

（三）查阅、复制有关合同、票据、账簿以及其他有关资料；

（四）查封、扣押有证据证明不符合食品安全标准的食品，违法使用的食品原料、食品添加剂、食品相关产品，以及用于违法生产经营或者被污染的工具、设备；

（五）查封违法从事食品生产经营活动的场所。

县级以上农业行政部门应当依照《中华人民共和国农产

品质量安全法》规定的职责，对食用农产品进行监督管理。

第七十八条 县级以上质量监督、工商行政管理、食品药品监督管理部门对食品生产经营者进行监督检查，应当记录监督检查的情况和处理结果。监督检查记录经监督检查人员和食品生产经营者签字后归档。

第七十九条 县级以上质量监督、工商行政管理、食品药品监督管理部门应当建立食品生产经营者食品安全信用档案，记录许可颁发、日常监督检查结果、违法行为查处等情况；根据食品安全信用档案的记录，对有不良信用记录的食品生产经营者增加监督检查频次。

第八十条 县级以上卫生行政、质量监督、工商行政管理、食品药品监督管理部门接到咨询、投诉、举报，对属于本部门职责的，应当受理，并及时进行答复、核实、处理；对不属于本部门职责的，应当书面通知并移交有权处理的部门处理。有权处理的部门应当及时处理，不得推诿；属于食品安全事故的，依照本法第七章有关规定进行处置。

第八十一条 县级以上卫生行政、质量监督、工商行政管理、食品药品监督管理部门应当按照法定权限和程序履行食品安全监督管理职责；对生产经营者的同一违法行为，不得给予二次以上罚款的行政处罚；涉嫌犯罪的，应当依法向公安机关移送。

第八十二条 国家建立食品安全信息统一公布制度。下列信息由国务院卫生行政部门统一公布：

（一）国家食品安全总体情况；

（二）食品安全风险评估信息和食品安全风险警示

信息；

（三）重大食品安全事故及其处理信息；

（四）其他重要的食品安全信息和国务院确定的需要统一公布的信息。

前款第二项、第三项规定的信息，其影响限于特定区域的，也可以由有关省、自治区、直辖市人民政府卫生行政部门公布。县级以上农业行政、质量监督、工商行政管理、食品药品监督管理部门依据各自职责公布食品安全日常监督管理信息。

食品安全监督管理部门公布信息，应当做到准确、及时、客观。

第八十三条 县级以上地方卫生行政、农业行政、质量监督、工商行政管理、食品药品监督管理部门获知本法第八十二条第一款规定的需要统一公布的信息，应当向上级主管部门报告，由上级主管部门立即报告国务院卫生行政部门；必要时，可以直接向国务院卫生行政部门报告。

县级以上卫生行政、农业行政、质量监督、工商行政管理、食品药品监督管理部门应当相互通报获知的食品安全信息。

第九章 法律责任

第八十四条 违反本法规定，未经许可从事食品生产经营活动，或者未经许可生产食品添加剂的，由有关主管部门按照各自职责分工，没收违法所得、违法生产经营的食品、食品添加剂和用于违法生产经营的工具、设备、原料等物品；违法生产经营的食品、食品添加剂货值金额不足一万元的，并处二千元以上五万元以下罚款；货值金额一万元以上的，并处货值金额五倍以上十倍以下罚款。

第八十五条 违反本法规定，有下列情形之一的，由有关主管部门按照各自职责分工，没收违法所得、违法生产经营的食品和用于违法生产经营的工具、设备、原料等物品；违法生产经营的食品货值金额不足一万元的，并处二千元以上五万元以下罚款；货值金额一万元以上的，并处货值金额五倍以上十倍以下罚款；情节严重的，吊销许可证：

（一）用非食品原料生产食品或者在食品中添加食品添加剂以外的化学物质和其他可能危害人体健康的物质，或者用回收食品作为原料生产食品；

（二）生产经营致病性微生物、农药残留、兽药残留、重金属、污染物质以及其他危害人体健康的物质含量超过食品安全标准限量的食品；

（三）生产经营营养成分不符合食品安全标准的专供婴幼儿和其他特定人群的主辅食品；

（四）经营腐败变质、油脂酸败、霉变生虫、污秽不洁、混有异物、掺假掺杂或者感官性状异常的食品；

（五）经营病死、毒死或者死因不明的禽、畜、兽、水产动物肉类，或者生产经营病死、毒死或者死因不明的禽、畜、兽、水产动物肉类的制品；

（六）经营未经动物卫生监督机构检疫或者检疫不合格的肉类，或者生产经营未经检验或者检验不合格的肉类制品；

（七）经营超过保质期的食品；

（八）生产经营国家为防病等特殊需要明令禁止生产经营的食品；

（九）利用新的食品原料从事食品生产或者从事食品添加剂新品种、食品相关产品新品种生产，未经过安全性评估；

（十）食品生产经营者在有关主管部门责令其召回或者停止经营不符合食品安全标准的食品后，仍拒不召回或者停止经营的。

第八十六条 违反本法规定，有下列情形之一的，由有关主管部门按照各自职责分工，没收违法所得、违法生产经营的食品和用于违法生产经营的工具、设备、原料等物品；违法生产经营的食品货值金额不足一万元的，并处二千元以上五万元以下罚款；货值金额一万元以上的，并处货值金额二倍以上五倍以下罚款；情节严重的，责令停产停业，直至吊销许可证：

（一）经营被包装材料、容器、运输工具等污染的食品；

（二）生产经营无标签的预包装食品、食品添加剂或者标签、说明书不符合本法规定的食品、食品添加剂；

（三）食品生产者采购、使用不符合食品安全标准的食品原料、食品添加剂、食品相关产品；

（四）食品生产经营者在食品中添加药品。

第八十七条 违反本法规定，有下列情形之一的，由有关主管部门按照各自职责分工，责令改正，给予警告；拒不改正的，处二千元以上二万元以下罚款；情节严重的，责令停产停业，直至吊销许可证：

（一）未对采购的食品原料和生产的食品、食品添加剂、食品相关产品进行检验；

（二）未建立并遵守查验记录制度、出厂检验记录制度；

（三）制定食品安全企业标准未依照本法规定备案；

（四）未按规定要求贮存、销售食品或者清理库存食品；

（五）进货时未查验许可证和相关证明文件；

（六）生产的食品、食品添加剂的标签、说明书涉及疾病预防、治疗功能；

（七）安排患有本法第三十四条所列疾病的人员从事接触直接入口食品的工作。

第八十八条 违反本法规定，事故单位在发生食品安全事故后未进行处置、报告的，由有关主管部门按照各自职责分工，责令改正，给予警告；毁灭有关证据的，责令停产停业，并处二千元以上十万元以下罚款；造成严重后果的，由原发证部门吊销许可证。

第八十九条 违反本法规定，有下列情形之一的，依照本法第八十五条的规定给予处罚：

（一）进口不符合我国食品安全国家标准的食品；

（二）进口尚无食品安全国家标准的食品，或者首次进口食品添加剂新品种、食品相关产品新品种，未经过安全性评估；

（三）出口商未遵守本法的规定出口食品。

违反本法规定，进口商未建立并遵守食品进口和销售记录制度的，依照本法第八十七条的规定给予处罚。

第九十条 违反本法规定，集中交易市场的开办者、柜台出租者、展销会的举办者允许未取得许可的食品经营者进入市场销售食品，或者未履行检查、报告等义务的，由有关主管部门按照各自职责分工，处二千元以上五万元以下罚款；造成严重后果的，责令停业，由原发证部门吊销许可证。

第九十一条 违反本法规定，未按照要求进行食品运输的，由有关主管部门按照各自职责分工，责令改正，给予警告；拒不改正的，责令停产停业，并处二千元以上五万元以下罚款；情节严重的，由原发证部门吊销许可证。

第九十二条 被吊销食品生产、流通或者餐饮服务许可证的单位，其直接负责的主管人员自处罚决定作出之日起五年内不得从事食品生产经营管理工作。

食品生产经营者聘用不得从事食品生产经营管理工作的人员从事管理工作的，由原发证部门吊销许可证。

第九十三条 违反本法规定，食品检验机构、食品检验人员出具虚假检验报告的，由授予其资质的主管部门或者机构撤销该检验机构的检验资格；依法对检验机构直接负责的主管人员和食品检验人员给予撤职或者开除的处分。

违反本法规定，受到刑事处罚或者开除处分的食品检验机构人员，自刑罚执行完毕或者处分决定作出之日起十年内不得从事食品检验工作。食品检验机构聘用不得从事食品检验工作的人员的，由授予其资质的主管部门或者机构撤销该检验机构的检验资格。

第九十四条 违反本法规定，在广告中对食品质量作虚假宣传，欺骗消费者的，依照《中华人民共和国广告法》的规定给予处罚。

违反本法规定，食品安全监督管理部门或者承担食品检验职责的机构、食品行业协会、消费者协会以广告或者其他形式向消费者推荐食品的，由有关主管部门没收违法所得，依法对直接负责的主管人员和其他直接责任人员给予记大过、降级或者撤职的处分。

第九十五条 违反本法规定，县级以上地方人民政府在食品安全监督管理中未履行职责，本行政区域出现重大食品安全事故、造成严重社会影响的，依法对直接负责的主管人员和其他直接责任人员给予记大过、降级、撤职或者开除的处分。

违反本法规定，县级以上卫生行政、农业行政、质量监督、工商行政管理、食品药品监督管理部门或者其他有关行政部门不履行本法规定的职责或者滥用职权、玩忽职守、徇私舞弊的，依法对直接负责的主管人员和其他直接责任人员给予记大过或者降级的处分；造成严重后果的，给予撤职或者开除的处分；其主要负责人应当引咎辞职。

第九十六条 违反本法规定，造成人身、财产或者其他损害的，依法承担赔偿责任。

生产不符合食品安全标准的食品或者销售明知是不符合食品安全标准的食品，消费者除要求赔偿损失外，还可以向生产者或者销售者要求支付价款十倍的赔偿金。

第九十七条 违反本法规定，应当承担民事赔偿责任和缴纳罚款、罚金，其财产不足以同时支付时，先承担民事赔偿责任。

第九十八条 违反本法规定，构成犯罪的，依法追究刑事责任。

第十章　附　则

第九十九条　本法下列用语的含义:

食品,指各种供人食用或者饮用的成品和原料以及按照传统既是食品又是药品的物品,但是不包括以治疗为目的的物品。

食品安全,指食品无毒、无害,符合应当有的营养要求,对人体健康不造成任何急性、亚急性或者慢性危害。

预包装食品,指预先定量包装或者制作在包装材料和容器中的食品。

食品添加剂,指为改善食品品质和色、香、味以及为防腐、保鲜和加工工艺的需要而加入食品中的人工合成或者天然物质。

用于食品的包装材料和容器,指包装、盛放食品或者食品添加剂用的纸、竹、木、金属、搪瓷、陶瓷、塑料、橡胶、天然纤维、化学纤维、玻璃等制品和直接接触食品或者食品添加剂的涂料。

用于食品生产经营的工具、设备,指在食品或者食品添加剂生产、流通、使用过程中直接接触食品或者食品添加剂的机械、管道、传送带、容器、用具、餐具等。

用于食品的洗涤剂、消毒剂,指直接用于洗涤或者消毒食品、餐饮具以及直接接触食品的工具、设备或者食品包装材料和容器的物质。

保质期,指预包装食品在标签指明的贮存条件下保持品质的期限。

食源性疾病，指食品中致病因素进入人体引起的感染性、中毒性等疾病。

食物中毒，指食用了被有毒有害物质污染的食品或者食用了含有毒有害物质的食品后出现的急性、亚急性疾病。

食品安全事故，指食物中毒、食源性疾病、食品污染等源于食品，对人体健康有危害或者可能有危害的事故。

第一百条 食品生产经营者在本法施行前已经取得相应许可证的，该许可证继续有效。

第一百零一条 乳品、转基因食品、生猪屠宰、酒类和食盐的食品安全管理，适用本法；法律、行政法规另有规定的，依照其规定。

第一百零二条 铁路运营中食品安全的管理办法由国务院卫生行政部门会同国务院有关部门依照本法制定。

军队专用食品和自供食品的食品安全管理办法由中央军事委员会依照本法制定。

第一百零三条 国务院根据实际需要，可以对食品安全监督管理体制作出调整。

第一百零四条 本法自2009年6月1日起施行。《中华人民共和国食品卫生法》同时废止。